中原英臣

感染症パニック

講談社＋α新書

はじめに

エボラ出血熱とデング熱の恐怖が迫(せま)っています。

西アフリカのエボラ出血熱に対して、日本はまるで無防備なようです。「どこか海の向こうの出来事」だと思っているのでしょうか。しかし、アフリカと日本は飛行機で一日ちょっとしかかかりません。人間も生物も簡単に行き来しているということは、病原体の感染者や媒介(ばいかい)生物もやってきているということになります。**エボラウイルス**はあなたのすぐ隣(となり)にいるのです。

熱帯病だったデング熱が日本に上陸したのですから、エボラ出血熱も日本に来襲して不思議はありません。さまざまな感染症を引き起こすウイルスや細菌が、すでに日本に入ってきている可能性があります。見つかっていないだけで、いつ感染者が出てもおかしくないのです。

なかには、「感染者が出てもクスリやワクチンがある」などと思っている人がいますが、とんでもないことです。ほとんどの感染症には有効な治療薬やワクチンがないのです。エボラ出血熱にも、有効な治療薬やワクチンはありません。

ということは、エボラ出血熱から身を守るには「感染しないようにする」しかないのです。ところが、どうやって身を守るのかも、ほとんどの人はわかっていません。これでは、まったく無防備だといっていいでしょう。

また、デング熱はデングウイルスに感染することで起こる感染症です。ネッタイシマカやヒトスジシマカなどの蚊によって媒介されます。かつては熱帯病のひとつとされていました。

ヒトスジシマカは日本にも生息しています。このヒトスジシマカによって媒介されたと見られるデング熱の感染者が二〇一四年八月に発見され、その後、感染者は一気に一〇〇人規模に拡大し、同年一〇月三一日時点で一六〇人に達しています。感染源のデングウイルスを持ったヒトスジシマカが各地で見つかり、このため代々木公園や新宿御苑、横浜の海の公園（一部）などが次々と閉鎖されたのは記憶に新しいところです。

騒ぎがマスコミによって拡大されると大あわてするのは日本人の習性でしょうか。虫除（よ）けスプレーがドラッグストアの棚から姿を消すなど、パニックになっていました。

デング熱が来襲して判明したことは、日本人がいかに無防備なのかということです。もちろん、ヒトスジシマカに刺されなければデング熱にかかることはありません。しかし、日本人はデング熱が注目されたので蚊に注意しましたが、感染症を媒介するのは蚊だけではありません。

たとえば、ダニです。野外に生息するマダニは重症熱性血小板減少症候群（ＳＦＴＳ）というデング熱以上に怖い感染症をもたらします。身近にいるペットが媒介する感染症だってありますが、多くの日本人はあまり気にしていません。海外から動物を平気で持ち込んだりする人さえいます。

油断しています。無防備です。

感染症と人類は、長年にわたって壮絶な闘いを続けています。人間が打ち負かした感染症もありますが、油断しているとすぐに次の新しい強敵が現れます。新顔は、必ず人間の防備に手抜かりがあるところを攻撃してきます。それは感染症と人類の闘いの歴史が示しています。

日本人がこれだけ無防備だと、いつデング熱の次のニュータイプ感染症の大流行があっても不思議ではないと私は考えています。

では、どうすべきなのか。これから気を付けねばならない、さまざまな感染症がもたらす危険に警鐘(けいしょう)を鳴らし、身を守るための最新情報をまとめます。

中原英臣(なかはらひでおみ)

二〇一四年一一月

◉目次

第八章　感染症はこう防ぐ――「これだけはやっておきたい」意外な予防法

第一章　来襲するニュータイプ感染症

――エボラ出血熱から殺人マダニまで

エボラ出血熱の最強ウイルス

いま感染を拡大させているエボラ出血熱は、二〇一四年三月に西アフリカのギニアで集団発生したことが流行の発端でした。今回のエボラ出血熱は、「これまでの流行で最も深刻なもの」とWHO（世界保健機関）も指摘しています。

早い段階では、感染者や感染が疑われる人が出ていたのはギニア、リベリア、シエラレオネ、ナイジェリア、セネガルの西アフリカ五ヵ国で、一〇〇人を超える死者が出ているとWHOが発表しました。しかし、この死者数や感染者数は各国の政府機関からの報告を集計しているだけでした。このため、WHO自体が過小評価の可能性を指摘しており、発表人数よりも大幅に多く、また近隣国にも感染者が存在する可能性があります。

数字は定かではないものの、いまだ拡大を続けていることは確実です。その証拠に、二〇一四年九月にWHOの専門家チームは、感染者数が五六〇〇人、致死率は七〇％にも達すると発表していましたが、同時に、感染者数が増加して二万人を超える可能性があるとも警告したのです。今回の流行は、六〜九ヵ月での終息を目指しているとされるものの、さらなる爆発的な流行にならないとも限りません。

その後のＷＨＯの発表の流れを概観すれば、この原稿の執筆時点で感染者数は一万六〇〇〇人、死者は五九〇〇人を超えています。一一月二一日のＷＨＯの発表では、医療従事者の感染者数が五八八人。そのうち三三七人が死亡しています。

いま止めなければ拡大は不可避

国連エボラ緊急対応ミッションの代表は、「エボラ出血熱をいま止められなかったら、世界は完全に未曾有の事態になる。一二月までの六〇日間が闘いになる。この六〇日間に、感染者の七〇％を療養施設に収容し、死亡者の七〇％を二次感染なく埋葬しなければ、感染拡大は止まらない」と警告を発しています。

さて、エボラ出血熱は、エボラウイルスに感染して起きる病気です。ただし、感染のしくみは定かではなく、感染を媒介する生物などは判明していません。

これまで何回もの流行があり、一九七六年スーダンでは一五一人、ザイール（現・コンゴ民主共和国）では二八〇人が死亡したのが初めての流行でした。その後、一九九五年にもザイールで二五四人の死者を出した後にWHOが終息宣言を出しています。しかしその後、二一世紀に入っても、たびたび流行を繰り返しているのです。

過去に終息宣言が出されたにもかかわらず、また流行を見たということです。要するにエボラウイルスは、一時的に鳴りを潜めただけで、変わらず生存し続けて、チャンスを見て人間を攻撃してくるのです。

ワクチンがない

これに対して、エボラウイルス感染の予防法も、ワクチンが開発されていないため、ありません。最近の報道によれば、エボラウイルスに対して効果のあるワクチンや治療薬の開発が進められてはいるようです。こういうニュースをみると、もうすぐにでもワクチンや治療薬が登場するかのように誤解する人もいるかもしれません。

しかし、それは希望的な観測に過ぎるというものです。

たとえば、「エボラワクチン　臨床試験開始へ　スイスの大学病院」という新聞記事がありました（二〇一四年一〇月二九日付読売新聞夕刊）。

スイス西部のローザンヌ大学病院が、エボラ出血熱を防ぐワクチンの臨床試験を一〇月三一日から始めると発表したというもので、そのワクチンは英製薬大手グラクソ・スミスクラインなどが開発し、いまのところ研究が最も先行している二種類のワクチンのうちのひとつです。

WHOの支援を得ながら、学生ら志願者一二〇人に接種し、安全性や有効な量を確認するが、一二月に最初の結果が出る、としています。

また、このワクチンの臨床試験は米国と英国でも始まっており、臨床試験の結果が良好であれば、西アフリカでの対象人数を増やした試験投与を経て、量産に進むことができる、という内容でした。

つまり、臨床試験は始まったばかりであり、その最初の試験結果が出るのが二〇一四年の年末。もし結果がよければ、その後で臨床試験の人数を増やして試してから、量産に進めるかもしれない——という実に頼りない見通しでしかありません。

すべてうまくいったとしても、二〇一五年の後半にワクチンが量産できればいいほうでしょう。しかも、それがワクチンでは最も先行しているものの開発状況なのです。

治療薬アビガンの効果は？

一方、治療薬はどうでしょうか。日本にも関連したニュースとして、富士フイルムホールディングスの傘下企業である富山化学工業が新型インフルエンザ用に開発した「アビガン」（一般名：ファビピラビル）がエボラ出血熱に感染したスペイン人看護師に対して投与され、快方に向かったとスペイン紙が報じています。

なんと、日本で開発された薬がエボラ出血熱にも効くのではといわれているわけです。エボラ出血熱の治療薬としては未承認なのですが、緊急事態ということで、フランスなどで治療に使用されているそうです。

アビガンのメカニズムを簡単に説明しましょう。

ウイルスは細胞内で増殖する際にウイルスの遺伝子の複製をつくって増殖します。これまでのインフルエンザ治療薬は、複製されたウイルスを細胞内に留めて増殖を防ぐものでした。

これに対してアビガンは、細胞内での遺伝子の複製をつくること自体を防ぐことによって増殖を防ぐのです。この増殖抑制効果が、インフルエンザについては確認されているのですが、エボラウイルスの増殖をも防げるのではないかと期待されているのです。

がぜん期待が膨らむところですが、どの程度のものなのかは「富士フイルム　エボラ対策薬追加生産へ　アビガン錠 治療の効果期待」という新聞記事（二〇一四年一〇月二一日付読売新聞）をみるとわかります。

記事によれば、富士フイルムが西アフリカを中心に感染が広がっているエボラ出血熱患者への本格的な投与に備えて、抗インフルエンザ薬の「アビガン」の錠剤を一一月中旬から生産すると一〇月二〇日に発表した、といいます。

また、この生産はフランス、ギニア両政府が臨床試験を行うのに合わせたもので、海外向けに必要な量を提供できる体制を敷くとしており、富山市の工場で生産を始め、需要増に備えて在庫を積み増す方針だそうです。

富士フイルムは具体的な生産量などの計画は明らかにしていません。ただし、製剤前の原薬は三〇万人分を保有しているので、感染がさらに拡大しても十分な量を継続的に供給できる、とのことです。

併せて、国内でアビガンは抗インフルエンザ薬としての承認を受けていて現在二万人分の在庫があることや、エボラ出血熱の治療薬としては未承認だがウイルスの増殖を防ぐ作用があり、エボラ出血熱にも効果があることが期待されている、とも付け加えられています。

要するに、治療薬はまだ開発段階に過ぎません。これから臨床試験をするための生産が始まったところだという意味です。効果があるかどうかは、臨床試験を行って、これから判明するわけです。

スペインの看護師がアビガンによって治療効果が上がったかのような報道がなされたことから、劇的な効果のある治療薬だと思っている人もいることでしょう。しかし、感染した看護師が治癒したのは、この治療薬によるものなのかは確認されていませんし、そもそもアビガンでエボラウイルスをやっつけることができるのかも、まだわかっていません。

人体への影響は未確認

同時に疑問が生じるのは、このクスリにエボラウイルスをやっつけるような効果があるのであれば、人体にも影響がある可能性が高いのではないか、ということです。エボラウイルスにだけピンポイントで効果があって、人間にはまったく害を及ぼさないものなのでしょうか。

そうでなければ副作用が懸念されます。その点については、まだ臨床試験によってチェックできていないのです。

このほか、アメリカでは血清療法などが試みられているようです。しかし、その効果はまだよくわかっていません。つまり、ワクチンも治療薬も、いまのところ存在せず、当面は期待できないということです。

アフリカの感染地域には医療専門家チームが派遣され、感染の拡大防止に努力していいます。通常の感染症であれば、感染を防ぐためにワクチン接種が医療従事者に義務付けられていますが、エボラにはワクチンなしで医療行為に当たらねばなりません。医療従事者にとっては過酷な環境です。

過去の流行で、ザイールでは軍隊が出動したことがありますが、これは脱出を図った感染者を逃がさないよう隔離（かくり）しておくための出動でした。エボラウイルスの感染拡大を防ぐためには、いまのところ同じように隔離するしかないのです。

人間を〝炸裂〟させて生き残る

ウイルスの攻撃方法も激烈です。

エボラ出血熱の潜伏期間は七〜二一日程度。初期症状は発熱、悪寒、頭痛、筋肉痛、下痢などですが、症状が進むと口や鼻、皮膚、消化管などから出血します。現在は有効な治療法がないため、致死率が五〇〜九〇%と非常に高くなっています。

さらにエボラ出血熱が怖いのは、最後の攻撃です。「炸裂」と呼ばれる最終段階で、患者さんは血液を口から吐くだけでなく、肛門の括約筋が裂けて、そこからも大量の血液を漏らします。死亡した後も血液は排出され続けるのです。

撒き散らされた血液によって、エボラウイルスは新しい目標に感染しようとします。「炸裂」は、ウイルスの生き残り戦術なのです。

意外なことに、エボラ出血熱の死者数はマラリアなどと比較して少なくなっています。マラリアでは毎年一〇〇万人以上が亡くなっているのに対し、エボラ出血熱による死者は過去の累計でも一〇〇〇人単位です。

しかし、これは、エボラ出血熱が恐ろしくないということではありません。逆に、感染するとすぐ死亡に至る病(やまい)であることを物語っています。ウイルスを他人に感染させる期間が短いために、すぐには死に至らない病気よりも蔓延(まんえん)しにくいのです。

したがって感染力が弱いわけではありません。むしろ感染力は強いので、感染者は隔離が必要なのですが、隔離が可能なのは明白な患者さんだけです。七〜二一日間の潜伏期間のうちは、感染者は隔離されていません。自由に移動しているのです。このことが問題をいっそう複雑にしています。

空気感染はしないが……

爆発的な感染拡大に、エボラウイルスが空気感染するように変異したのではないかとの疑いが持たれたこともありました。しかし、これはエボラウイルスが空気感染型に変異したのではなく、異なるルートで感染したものを空気感染と混同したと思われます。

第五章で説明しますが、「空気感染」と「飛沫感染」は異なります。

空気感染とは、病原体が乾燥状態の空気中に長期間漂(ただよ)うことによって、距離の離れた人間から人間に感染することです。一方、飛沫感染型の病原体も数メートルの範囲に飛散することがあります。感染者が咳(せき)やくしゃみをしたり、エボラの場合では嘔吐(おうと)したりすると、空気中に分泌物の飛沫が散らばって、これらの分泌物に含まれた病原体が目や口や鼻などを通じて体内に侵入するのです。

空気感染するのは水痘(すいとう)(みずぼうそう)やはしかなどで、呼吸で吸い込まれた病原体が、肺深くにまで進んでいきます。飛沫感染するのはインフルエンザや天然痘(てんねんとう)などで、粘液の飛沫のほか、鼻や口や気道からの分泌物から感染します。

かつて、二〇〇〇年にもエボラ出血熱が流行したことがあり、他のエボラ患者と直接接触してはいなかったにもかかわらず感染した人が四〇〇人以上も出ています。しかし、これは空気感染ではなく、寝床やマットレスに付着した体液に含まれたウイルスに感染した可能性が指摘されています。あるいは、食事の時に同じ皿から複数の人間が指で料理を分け合って食べることなどでも感染が広がった可能性があります。

いずれにしても、エボラウイルスが空気感染しないとしても、空気感染同様の飛沫感染の危険に注意すべきです。特に医療従事者には、十分な防護装備と必要な訓練が提供されねばならないでしょう。

ペストと検疫制度

ところで、日本国内に入ってくる動物の一部は検疫（けんえき）といって、感染症の潜伏期間などを考慮した一定期間隔離されることはご存じでしょうか。隔離している間に、病原体などを持った動物が発症しないかを確認するためです。

仮に発症しても、隔離しているので病原体の拡散を防ぐことができます。そうした対策を打ったうえで、感染がないことを確認してから国内に入れるのです。

こうした検疫というしくみは、動物だけでなく人間でも感染症に対して実に有効な対処策です。かつて、一三四八年に起きたペスト大流行の時に、スペインのセビリアで、何千人ものイスラム教徒が助かるという奇跡が起きました。セビリアの町を襲ったペストは、異教徒として監獄に収容されていたイスラム教徒を一人も殺さなかったのです。

この驚くべき事実を見逃さなかったのがハーティマーです。ハーティマーは、この奇跡がアラーの神によるものなどではなく、イスラム教徒が監獄に隔離されていたことによると気がついたのです。

この隔離という発想を発展させたのが、一四〇三年にベニスで導入された検疫制度です。ベニスで行われた検疫は、外国から戻った船員を四〇日間係留するというものでした。この検疫制度が広まるにつれて、ヨーロッパ大陸から、ペストの流行が消滅していきました。

ちなみに、英語で検疫を意味する「quarantine」は、ラテン語で「四〇」を意味する単語に由来します。

しかし、現代の人間に対して検疫を実施しようとしても、すべての入国者を何日間も隔離することは困難です。重大な病気の感染が疑われるような場合でしか隔離などはされません。

水際作戦は成功するのか

現在、セネガルとナイジェリアでは、すでにエボラ出血熱の感染終息宣言が出されています。エボラ出血熱の潜伏期間は最長でも三週間です。しかし、この二倍にあたる六週間の間、新たな感染者が出ていないことが、感染者と接触した人の追跡調査で判明しました。

ちなみに、感染者数はセネガル一人、ナイジェリア二〇人。死者はセネガルでは出ておらず、ナイジェリアで八人でした。ナイジェリアでは、最初にリベリアからウイルスを持ち込んだ一人の人物からの感染経路を、患者全員についてたどることができているようです。

これらを整理すると、一部での終息はあるものの、ギニア、リベリア、シエラレオネを中心にまだ深刻な状況にあります。多くの国へのさらなる拡大が懸念される状況にあって、有効な感染防止対策は「水際作戦」くらいしかないということです。

日本でも水際作戦が発動されています。過去に日本は、SARS（サーズ）（64ページ参照）や新型インフルエンザでは効果を上げており、今回のエボラ出血熱でも感染地域からの入国者に対して発熱していないかなどをチェックしているのです。

とはいえ、長期の隔離や入国制限、往来（おうらい）禁止などは人権上の問題が生じるために困難ですし、現実的にウイルス感染者を有効にシャットアウトできるかも疑問です。危機は、こうして歴史上何度も繰り返されています。

仮に、到着した飛行機に医師が乗り込んで乗客全員の遺伝子検査を実施できるようになれば、感染が判明してウイルスの上陸を未然に防ぐことも可能になるかもしれません。しかし、プライバシーなど個人の権利に配慮すると、そうした強制的措置もなかなか困難です。
感染症の予防と個人の権利のどちらを優先すべきかは議論が必要なところです。いずれにしても、現実としてはいまのところ防疫のために最新の遺伝子技術などを利用した危機対策は取られていません。

つまり多くの人間が、ほとんど検疫なしでやってくるということです。病原体を持った人間もフリーパスということにほかなりません。

いまや、飛行機に乗れば、人間も病原体もアフリカから世界中へひとっ飛びなのです。そして、そのまま入国できます。

その証拠に、すでにアフリカ以外にエボラ出血熱による死者が現れています。シエラレオネで感染したサウジアラビア人、リベリアで感染したスペイン人の神父が八月に死亡しました。二次感染したケースも報告されています。

一〇月には、スペインで三次感染の疑いもニュースになっています。

まず、リベリア、シエラレオネで一次感染した神父二人が、帰国してマドリードで治療を受けたものの八月、九月に相次いで死亡しました。二次感染したのは、二人の神父の看護に携わった女性です。この女性が入院した際に、搬送にかかわった男性が三次感染した可能性が報じられているのです。

三次感染の疑いのある男性は、発熱したため入院して検査を受けました。また、死亡した二人の神父と同じ団体で活動して、リベリアから帰国した神父にも感染の疑いがあります。

エボラウイルスはアメリカにもすでに上陸しました。感染者がアメリカ国内で大勢の人と接触したためにニューヨーク市場の株価が暴落したのは記憶に新しいところです。アメリカ国内での二次感染も確認されています。

またアフリカ各国は、中国と交流が深いことも見逃せません。中国では、仮に感染者がすでに出ていたとしても公表されていない可能性が過去の例からありえます。取り越し苦労であればいいのですが、エボラウイルスは、いまこの瞬間にも中国に侵入しているかもしれません。

そこから日本に侵入する可能性は否定できません。

治療体制には不透明な部分も

仮に日本でエボラ出血熱の感染者が出た場合、対応できる医療機関はあるのでしょうか。いちおう対応可能とされる指定施設は全国に四五存在します。この指定施設に運ばれ、治療を受けることが可能です。

ただし、治療の受け入れ体制には不透明な部分もあります。たとえば医療従事者の装備です。

防護服や医療用の保護眼鏡、高密度マスクなどを身に付けること、手袋も二重にすることなど、診察の手引が厚生労働省の研究班によってまとめられていますが、西アフリカで爆発的に感染者が出たことで、これが再度見直されています。想定していた以上にエボラウイルスが手強かったということでしょう。対応が不十分な部分が、それ以外に存在しないといいのですが……。

日本人は「地理的にアフリカは遠い」と考えてしまいがちです。しかしすでに、すぐ近くまでエボラウイルスが迫っているのです。むやみにパニックを起こすことはありませんが、日本でも十分に警戒する必要があります。

デング熱がよい例ではないでしょうか。たった数年前まで、医学書に「デング熱は日本には存在しない」と書かれていたのです。エボラウイルスが日本に来襲してもなんの不思議もありません。

デングウイルスは日本全国に拡散

二〇一四年の夏に大きな社会的問題となったデング熱は、かつては熱帯地方の病気とされていました。しかし、一九六〇年ごろから人口の急増や海外旅行の増加、さらには地球温暖化などによって多くの国に広がり、二〇一〇年までの五〇年間で発生率は三〇倍に急増しています。

いまやデング熱の感染が確認された国は一〇〇ヵ国を超えています。世界中で毎年五〇〇〇万～一億人の患者さんが発生し、二万人以上が死亡しています。

じつは近年、日本でも、毎年二〇〇人以上の患者さんが発生していたのですが、これまでは海外で感染して帰国後に発病するケースばかりでした。ところが、二〇一四年八月末にみつかった患者さんは海外渡航歴がなく、国内で感染したことになります。これは、およそ七〇年ぶりの出来事です。

当初発見された患者さんは、いずれも東京の代々木公園で蚊に刺されたとされていましたが、九月になると都内を訪れていない感染者が千葉県内でみつかりました。しかも、感染したウイルスは代々木公園で発見されたデングウイルスと遺伝型が一致し、感染源は代々木公園内のヒトスジシマカであることが判明しています。

デング熱はデングウイルスが原因で、ネッタイシマカやヒトスジシマカによって媒介されます。しかし蚊は、東京から千葉まで飛んで行ったりはしません。ヒトスジシマカなら、せいぜい一〇〇メートル程度が移動範囲とされています。

ということは、代々木公園で感染した患者さんが千葉に行ってヒトスジシマカに刺された可能性が高いわけです。その千葉の蚊が、別の患者さんにウイルスを感染させたということでしょう。

また、毎年二〇〇人以上が発症するとはいっても、それ以外に、感染しても病院に行かないために感染が判明しないままの感染者もその数倍は存在します。つまり、ウイルスを持った人が、すでにたくさん日本中を、さらには世界中を移動していると考えられます。

その人たちが蚊に刺されれば、デングウイルスはどんどん拡散します。感染者が発見されていない地域なら安心というわけではないのです。全国どころか、全世界のどこにでも感染が広がっていくことになります。

毎年二万人以上が死んでいる！

デングウイルスの潜伏期間は四〜七日です。デング熱を発症すると、発熱、頭痛、筋肉痛、発疹（ほっしん）などが現れます。通常は一週間ぐらいで回復し、致死率は一％程度です。

しかし悪化すると、生命を脅（おびや）かすデング出血熱という重篤（じゅうとく）症状になることがあります。出血したり血小板が減少したりしてショック症状を起こすのです。デング出血熱の致死率は二五％程度に跳（は）ね上がります。

重篤化しやすいのは、免疫機能が弱い高齢者、妊婦、乳幼児、糖尿病患者などですが、デングウイルスには特色があって、感染するのが二度目になると、デング出血熱になる確率が高くなるという性質が判明しています。

こういうと、「二度目の感染？　どういうこと？」と疑問に思う人がいるかもしれません。普通のウイルスなら、感染すると免疫ができて二度感染することはないからです。

しかし、デングウイルスには四種の血清型もしくはそれ以上の型がみつかっています。同じ型には免疫ができて感染しないのですが、違う型のウイルスには感染するのです。この特異な性質は、デング熱を防ぐワクチンの開発を困難にしています。

感染症を予防するワクチンについては、詳しくは第七章で詳しく述べますが、簡単に説明すると、あらかじめウイルスを微量に接種して免疫をつくるというのがその基本的なしくみです。ところが、同じデングウイルスでも別の型に感染すると、免疫どころか重篤なデング出血熱になりやすいのです。

それが、ワクチンの開発がなかなか進まない理由になっています。また、治療薬である抗ウイルス剤もいまだに開発するまでに至っていません。

いずれにせよ、デングウイルスは現在、世界的に勢力を拡大しており、毎年二万人以上を死に至らしめている〝殺人ウイルス〟なのです。そんなウイルスが、いまや日本中に蔓延している状態にあります。すぐに数万人規模の大流行が起こっても不思議ではないのです。

デング熱問題に終息はない

今回のデング熱については、「冬には蚊が活動しないので流行は終息する」ともいわれるのですが、油断してはいけません。たとえば、かつてニューヨークで流行した西ナイル熱（36ページ参照）という感染症では、ウイルスを持った蚊が越冬した例があります。

越冬とは、ウイルスを持った蚊が死滅しても、ウイルスが卵に遺伝して次のシーズンに孵化し、次世代の蚊がウイルスを持つことです。越冬したのは、ヒートアイランド現象（郊外に比べ、都市部のほうが気温が高くなる現象）のためでした。その結果、いまでは西ナイル熱はアメリカからカナダにまで拡散しています。

ヒートアイランド現象は日本でも同様です。日本中が温暖化しており、オーストラリア原産の猛毒を持つセアカゴケグモが各地に棲みつくようになっているほどです。ヒトスジシマカも、かつては関東が生息地域の北限でしたが、いまは青森県にまで北上しています。

デングウイルスを持った蚊やウイルスを引き継いだ卵が、冬になればすべて死に絶えると考えるのは都合がよすぎると思います。絶対に越冬しないと、いったい誰がいいきれるのでしょうか。

仮に越冬しないとしても、だからといって翌年になったらデング熱は終息するというのも希望的観測に過ぎます。デング熱は世界中で広汎に増加しているため、また新しい別のウイルスが続々と日本に持ち込まれるからです。さらには、ヒトスジシマカと同様にデングウイルスを媒介するネッタイシマカがやってこないとも限りません。

それ以外にも、警戒していないと別タイプのデング熱や、あるいは、さらに別の感染症が日本に上陸する可能性があります。たとえばマラリアを媒介するハマダラカの一種であるコガタハマダラカは、沖縄の宮古・八重山諸島に生息していますが、温暖化が進めば北限がもっと広がってくるかもしれません。

エボラ出血熱とか西ナイル熱などというと、日本人の多くは「遠い外国の出来事」と考えてしまいがちですが、むしろ、そうした予測外の感染症のほうが危険なのです。

西ナイル熱はニューヨーク上陸

警戒すべきは、エボラ出血熱のように「日本には来ないと皆が思っていた感染症」なのです。経験したことがない感染症ほど危険だともいえます。感染経路に対しても無防備で、ひとたび来襲すれば予防法も治療法もないからです。

そうした、あまり知られていない危険な感染症について知っておきましょう。

まずはアフリカからアメリカへ飛び火して流行した西ナイル熱（ウエストナイル熱）です。先進国でも安全ではないという警鐘（けいしょう）といえるでしょう。

西ナイル熱は一九九九年の夏にニューヨークに上陸しました。翌二〇〇〇年になると当時のクリントン大統領がニューヨーク市周辺に緊急事態宣言を出すほどの流行になり、二〇〇五年には感染者数三〇〇〇人以上、死者一一九人を出すまでに拡大しています。

最初に異変が発見されたのは、ブロンクス動物園です。フラミンゴやカラスが死亡したのですが、同時に人間にも及び、脳炎がニューヨークで六二人も集団発生しています。その一ヵ月後、この病気が西ナイル熱であることが判明しました。

ウエストナイルは、アフリカのウガンダにある地域です。イエカやヤブカなどの蚊によって媒介された西ナイルウイルスが起こす西ナイル熱は、一九三七年に発見されました。アフリカの風土病でしたが、すでにアメリカやカナダ、チェコ、ロシア、ルーマニアその他の国にも広がっています。

日本にも西ナイル熱の患者さんは出現しています。アメリカで感染したとみられるこの患者さんが、二〇〇五年に血液検査で確認されたのが日本では初めての例です。

日本脳炎については第五章で詳しく説明しますが、じつは、西ナイルウイルスは日本脳炎ウイルスと同タイプのウイルスなのです。その点でも警戒が必要といえるでしょう。

西ナイル熱の潜伏期間は一〜一五日。感染して発症する確率は二〇%ですが、発症すると突然三九度を超える高熱が出ます。また悪寒、頭痛、筋肉痛といったインフルエンザに似た症状が出ます。

効果的な治療法はなく、対症療法として解熱剤や鎮痛剤で様子をみるしかありません。重篤化して西ナイル脳炎を起こすと精神錯乱(さくらん)、呼吸不全、昏睡(こんすい)などを起こして死亡することがあり、致死率は三〜一五%とされます。

ヒートアイランド現象で飛び火

西ナイル熱には有効な治療がまだないため、予防が重要です。ウイルスを媒介するのがデング熱同様に蚊ですから、蚊を発生させないようにしたり、駆除したりすることに加え、虫除けスプレーなどで蚊に刺されないようにすることです。しかし、そんな予防を無にするような大きな問題が存在します。

それは、媒介生物の輸入と、先にも少し触れたヒートアイランド現象という二つの問題です。

アメリカには存在しなかった西ナイル熱をアフリカから持ち込んだのは、野鳥だとされています。アメリカでは、ワシントン条約で保護されている野鳥を輸入することは原則禁止であるため、野鳥は密輸によって持ち込まれています。検疫などなしに密輸された野鳥が、西ナイルウイルスを上陸させた犯人ではないかと最も疑われているのです。

次に疑わしいのは、飛行機や船によって蚊が流入したという可能性です。運び込まれた蚊にとって、ニューヨークは住み心地が最高でした。密集した建物や膨大な数の人間が放出する熱が都会にはあって、蚊が繁殖するのに適しています。

こうして蚊はどんどん広がります。冬も暖かなニューヨークで西ナイルウイルスを持った蚊が越冬したことが、流行のもう一つの原因とされています。

海外からの輸出入動物や世界中を往復する飛行機によって、西ナイルウイルスは北米だけでなく広範に拡散する可能性があります。日本でも、西ナイル熱対策として、すでに流行地からの到着飛行機では、蚊の捕獲・駆除などの対策が行われています。

仮に西ナイルウイルスが上陸すれば、日本でも主要都市で平均気温が数度上昇するヒートアイランド現象がみられることから、ニューヨーク同様の流行が危惧（きぐ）されます。

日本にもいる殺人マダニの恐怖

媒介生物に注意を要するのは、蚊だけではありません。その他いろいろの生物が感染症をもたらします。たとえば、ダニに噛（か）まれて命を落とすことだってあるのです。

重症熱性血小板減少症候群（SFTS）は、SFTSウイルスを持つマダニに噛まれることで発症します。マダニは屋外で生息し、ハイキングやトレッキングなどの際に肌を露出（ろしゅつ）していると噛まれて感染する危険があります。

世界で最初にSFTSが発生したのは二〇〇六年、中国でした。発症すると、発熱、倦怠（けんたい）感、食欲低下といった症状をみせます。

かぜに似ていますが、重症になると死に至り、致死率は一〇～三〇％と、かなり高くなっています。

中国では当初「原因不明」とされ、公表されたのは三五人もの死者を出してからのことでした。その後、ＳＦＴＳウイルスを原因とする感染症であることが判明し、日本でも感染者が確認されています。

この日本の患者さんは、海外渡航歴がありません。つまり、ＳＦＴＳウイルスを持ったマダニは、日本国内に生息しているということになります。

ＳＦＴＳに効果的な治療はありません。マダニに嚙まれないように気をつけるしかないのです。さわやかなシーズンなどには野外で活動し、つい半袖シャツや半ズボンなど軽快な服装になりがちですが、要注意です。

また、万一マダニに嚙まれた場合は、病院で処置してもらう必要があります。マダニを皮膚からはがそうとするときに、マダニの一部が皮膚の中に残るとかえって危ないからです。

なお、ダニでも屋内にいるものはＳＦＴＳの心配はありません。

可愛いペットがサル痘の原因に？

ペットが感染症をもたらすこともあります。

アメリカに登場したサル痘(とう)という感染症は、サル痘ウイルスが原因で、プレーリードッグなどの感染動物との接触から感染するとされています。プレーリードッグは「ドッグ」と名前が付いていますが、イヌではなくリス科の小動物です。その愛くるしい姿から、ペットとして親しまれています。

サル痘は、もともとアフリカの風土病で、ネズミからサルや人間に感染するのですが、それがアメリカで発生した点は、すでに紹介した西ナイル熱とよく似た感染症です。アメリカでの発生はペットの動物からの感染が疑われ、プレーリードッグやサバンナオニネズミなどについて販売禁止の措置(そち)がとられました。

サル痘の潜伏期間は七～二一日です。一五歳以下の子どもに多く、発症すると発熱したり発疹が出たりします。感染力は弱く、致死率は一～一〇％です。

プレーリードッグは、日本でも輸入が禁止されています。野兎病(やとびょう)に感染したプレーリードッグがアメリカから輸入されたことが判明したことに加え、ペストの感染源でもあるからです。

日本では、サルの輸入も原則禁止です。アフリカから、前述したエボラ出血熱や**マールブルグ病**（46ページ参照）などの侵入を防ぐためです。ヒトの感染症の予防のためにはイヌ、ネコ、アライグマ、キツネ、スカンクといった動物だけが輸入時に検査されますが、それ以外はフリーパスで国内に入ってきます。密輸されたりもします。

ペットや動物はボーダーレスなのです。これらの輸入動物が、日本に存在しなかった感染症を持ち込む危険があります。

第二章　凶暴な新顔病原体が次々登場——エマージング・ウイルス

原因も治療も不明！

すでに紹介したエボラ出血熱だけではなく、いままでなかった新しいウイルスによる感染症が人類を脅かすようになっています。「新しく出現した」という意味で「エマージング・ウイルス」と呼ばれる一群のウイルスによって、マールブルグ病、ラッサ熱、ナバホ病、アルゼンチン出血熱・ボリビア出血熱、クリミア・コンゴ出血熱などが登場しているのです。

また、ウイルスが原因ではありませんが、細菌などが起こすライム病、Q熱なども登場して、これらは「エマージング感染症」と呼ばれています。なお、ウイルスと細菌の違いについては、第四章で説明します。

エマージング感染症は、発見されてはいるものの、原因や感染のしくみ、また治療法など明確になっていない部分が多くあるのです。

マールブルグ病

マールブルグ病は、一九六七年にドイツの古都マールブルグで出現し、製薬会社の研究者と家族が原因不明の熱病にかかって七人が死亡しました。原因は、マールブルグウイルスです。

このウイルスはエボラウイルスと形状が似ていて、感染すると血小板と白血球が急激に減少し、全身に赤い発疹を生じて、悪化すると腎不全を起こし、体中から出血するのもエボラ出血熱に似ています。マールブルグ熱、ミドリザル出血熱などともいわれます。

致死率が二四〜八八％と高いのもエボラ同様です。フランクフルトやユーゴスラビア（現・セルビア）のベオグラード、その後、南アフリカのヨハネスブルグ、ケニアのナイロビなどでも次々とマールブルグ病が出現しました。

マールブルグでは、実験動物のアフリカミドリザルが感染していたマールブルグウイルスが研究者の傷口から侵入し、周囲の人に飛沫感染したと考えられています。先に紹介したように、日本でも対策としてサルの輸入を原則禁止していますが、どんな生物が媒介するのかは、いまだにはっきりと解明されていません。

ラッサ熱

ラッサ熱は、一九六九年にナイジェリアのラッサ村に出現した熱病です。原因は**ラッサウイルス**で、**マストミス**という野ネズミによって媒介され、尿や糞（ふん）、唾液に汚染された水などが人間の傷口から侵入します。

高熱、背中の痛み、のどの潰瘍（かいよう）などが現れ、呼吸困難や皮下出血、尿量減少などを起こします。致死率は重篤者の約四〇％です。

ハンタウイルス肺症候群

ハンタウイルス肺症候群は、一九九三年にアメリカのアリゾナ州で出現し、ナバホ族の人々が肺水腫（はいすいしゅ）で二七人も死亡しました。原因は、一九七六年に発見された**ハンタウイルス**の変異種と判明しています。

ハンタウイルスは**腎症候性出血熱**（ＨＦＲＳ）を起こすのですが、この変異したハンタウイルスは肺を標的とするものだったのです。致死率は五〇％を超えます。

ライム病

ライム病は、一九七七年にアメリカ・コネチカット州ライム地方に出現した奇妙な感染症です。原因はウイルスではありません。**ボレリア**といって、**梅毒**（ばいどく）の病原体である**スピロヘータ**の一種です。

マダニによって媒介され、刺されると感染し、人間の皮膚組織やリンパ節でボレリアが増殖します。治療すれば、全身のだるさ、発熱、頭痛、筋肉痛などの症状だけで半数は治癒しますが、放っておくとボレリアが全身に広がり、脳神経炎、髄膜（ずいまく）炎、末梢（まっしょう）神経炎、筋萎（きんい）縮（しゅく）、循環器障害などを起こし、死に至るケースもあります。

Q熱

Q熱は、一九三五年にオーストラリアで出現し、「Query（謎）の発熱」という意味で「Q熱」と名付けられました。高熱が続き、慢性化すると心臓や肺が破壊されてしまうのです。日本でも、一九九五年にQ熱による死亡者が出て、現在でも感染者は拡大しています。

Q熱の原因は、ウイルスではなく細菌だと判明しており、**コクシエラ菌**とされています。このためQ熱は、**コクシエラ症**とも呼ばれています。コクシエラ菌はウシ、ブタ、ヤギなど家畜が媒介し、排泄(はいせつ)物や分泌物の飛沫をホコリやチリと一緒に吸入してしまうことで感染するのです。

アルゼンチン&ボリビア出血熱

アルゼンチン出血熱は、一九五〇年代の初期にアルゼンチンに出現した熱病で、南米出血熱ともいわれます。原因は野ネズミによって媒介される**フニンウイルス**です。その後、一九六〇年代に出現したボリビア出血熱の原因が、同じく野ネズミの排泄物や唾液に含まれる**マチュポウイルス**だと解明され、両方のウイルスがよく似た形であることも判明しました。

いずれも、農地開拓の際に大量に散布された除草剤や殺虫剤が生態系を崩したために野ネズミが異常繁殖したことが原因とされ、アルゼンチンとボリビア以外では発生していません。ウイルスは野ネズミには無害で、人間に感染すると免疫力を低下させ、全身から出血を起こします。最悪の場合は、神経障害や呼吸困難になって死亡することもあります。

クリミア・コンゴ出血熱

クリミア・コンゴ出血熱は、第二次世界大戦の末期にクリミア地方の旧ソ連兵の間で発生した出血熱でしたが、そのウイルスがアフリカのコンゴ民主共和国にも出現したものです。原因ウイルスはクリミア・コンゴ出血熱ウイルスと名付けられ、ダニが媒介することが判明しています。

ウシ、ウサギ、ヤギ、ヒツジなどの草食動物で増殖したダニがこのウイルスを人間に感染させると、高熱、頭痛、筋肉痛などを起こした後、全身から出血を起こすのです。致死率五〇%を超えるともいわれています。

人間こそ危機の元凶?

みてきたように、エマージング感染症はこうして次々と出現しています。出現の要因として、オゾン層破壊や森林破壊による地球生態系の変化や、旅行・セックスなど人間行動の変化、あるいはウイルスや細菌など病原体の進化などが指摘されていますが、はっきりとはわかっていません。

確かなことは、ウイルスや細菌は確実に進化し、特にウイルスは思いもよらぬ変異をする、ということです。それがエマージング・ウイルスを登場させました。

ウイルスの変異については第四章で詳しく説明しますが、今後も未知の〝殺人ウイルス〟による病気が出現することは間違いありません。未知のウイルスだけに怖いのですが、かといって、以前から知られている感染症だから安心というわけでもありません。

インフルエンザをはじめとする、よく知られた感染症にも、日本人はずいぶん無防備です。流行が来たり去ったりするつど一喜一憂するだけで、話題にならなくなると注意を怠っています。

しかし、過去に話題になった感染症にしても、安心できるほど人類は打ち克ってきたわけではないことを忘れてはいけません。次章では、よく知られている感染症についてみていくことにしましょう。

第三章　人間vs.感染症、勝ち目はあるか？——恐るべき感染症の威力

ウイルスは、次々変異する！

二一世紀に入っての初めての新型インフルエンザ（Ａ／Ｈ１Ｎ１）は、二〇〇九年四月にメキシコで発生しました。そして、そのわずか二週間後に日本に上陸しています。カナダから帰国した高校生が日本国内で発症したものです。さらに一週間後には、二〇〇人を超える患者さんが発生してパニック状態になってしまいました。

新型インフルエンザは、ブタやトリなどの動物が感染するインフルエンザウイルスが変異して、人間が感染するようになるために発生します。メキシコで発生した新型インフルエンザは、ブタ由来のウイルスによるものでした。しかし、日本の専門家の多くは「新型インフルエンザはトリ由来のウイルスから発生する」と予測していたのです。

鳥インフルエンザウイルスは強毒性です。ブタ由来のウイルスより強力です。日本の新型ウイルス対策は鳥インフルエンザ由来のウイルスを想定して立てられていたため、「感染者が出たらすぐその都道府県の学校を休校にする」など、過剰対応だとの苦情も出ました。

しかし、政府の対策を批判するのは簡単ですが、私はむしろ、その厳しい措置（そち）ゆえに被害の拡大を食い止められたのだと考えています。

翌年の三月に、この時の新型インフルエンザ流行の終息宣言が厚生労働省から出された時点までの死亡者は二〇〇人以下でした。これは、世界各国の死亡者数に比べて格段に少なかったのです。行政の組織的対応によって、新型インフルエンザの被害は大きく異なってくるという一例だった、と考えています。

ちなみに、WHOの発表による新型インフルエンザの人口一〇万人あたり死亡者数は、日本の〇・二人に対してイギリス二・二人、アメリカ三・三人、アルゼンチンは一四・六人でした。まさに桁違いの数字だったのです。

この時の日本の対応は評価されていいでしょうし、迅速な検査と抗ウイルス剤による治療が有効だった証拠といえます。抗インフルエンザウイルス剤は、発症後四八時間以内に使用しないと効果を発揮できないのですから。

ところで、ブタ由来のものより強力とされる鳥インフルエンザは、どれくらい怖いのでしょうか。

二〇一三年三月に中国で鳥インフルエンザ（H7N9）が発生しました。上海市、北京市、河南省、安徽省などに感染が拡大し、三ヵ月後には感染者一三七人に急増。死亡者も四五人出ました。つまり、致死率は三三％です。

ちなみに、二〇〇二年に同じく中国で発生し、日本にもパニックを引き起こしたＳＡＲＳ（64ページ参照）の致死率は一〇％でした。二〇一三年の鳥インフルエンザは日本に上陸しなかったため、日本人は安心しているかもしれませんが、致死率はＳＡＲＳ以上に高いことがわかります。

二〇一三年の感染は、市場で売られていた生きているニワトリから人間へ、という感染ルートである可能性が高いとされています。つまりトリから人間への感染であり、人間から人間への感染はなかったとされているのですが、はっきりとはわかっていません。

怖いのは、人間から人間への感染が起こった時です。こうなると、感染拡大のスピードが格段に速まります。

人間から人間へ感染するようウイルスが変異すれば、それは鳥インフルエンザではなく、さらなる新型インフルエンザが発生したことになります。感染は特定地域にとどまらず、世界的に流行が拡大する「パンデミック」への道をたどる危険性が一気に高まるのです。

世界で死者四〇〇〇万人の現実

二〇一三年の鳥インフルエンザは、人間から人間へと感染する一歩手前の段階まで来ていることを意味しています。

仮に新型インフルエンザのパンデミックが発生したら、どの程度のことが起こるのでしょうか。厚生労働省によれば、感染者は国民の二五％、死亡者は一七万（中等度）～六四万人（重度）を想定しているようですから、まさにパニックが起きます。

新型インフルエンザが人類にパニックを引き起こした実例は、すでに歴史上に存在します。一九一八年から一九年にかけて世界中で大流行した**スペインかぜ**は、当時の新型インフルエンザウイルスによって引き起こされました。世界中で四〇〇〇万人が亡くなったといいますから、まるで一四世紀の**ペスト**の大流行さながらです。

スペインかぜの流行は、第一次世界大戦の停戦が成立したのとほぼ同時にはじまりました。第一次世界大戦の戦死者は一六〇〇万人ですから、スペインかぜのほうがはるかに多くの人命を奪（うば）ったのでした。スペインかぜこそ、第一次世界大戦を終結させた「陰の主役」だ

った と私は考えています。

こうした世界中での大流行がパンデミックです。もちろん日本も影響を免(まぬが)れず、スペインかぜでは日本でも二三〇〇万人が感染して、三八万人を超える人が死亡しました。当時、新劇の指導者として著名だった島村抱月(しまむらほうげつ)もスペインかぜで亡くなり、女優の松井須磨子(まついすまこ)が後追い自殺したことが知られています。

ウイルスは次々に変異します。その後、一九五七年のアジアかぜ、一九六八年の香港かぜも新型インフルエンザでした。世界中で大流行し、アジアかぜは二〇〇万人、香港かぜは一〇〇万人の死者を出しています。

これらの歴史的事実をみれば、鳥インフルエンザは防げたからといって、新型インフルエンザから身を守るのは容易でないことがおわかりいただけるのではないでしょうか。

確かに、鳥インフルエンザの治療には「タミフル」などの抗インフルエンザ薬が効果を発(はっ)揮(き)しました。しかし、抗インフルエンザ薬の効果は、ウイルスの増殖を抑えるだけです。ウイルスを攻撃して滅するクスリはまだありません。

そもそも、変異した新型インフルエンザに既存のクスリが有効かどうかは不明なのです。

感染症の治療にどの程度効果があるのかは、第七章で詳しくみてみましょう。

一方、予防については、食品を加熱したり、うがい、手洗いしたりなどといった個人レベルでの対応では一〇〇%予防することはできません。日本政府や行政が新型インフルエンザの監視体制を整備するとともに封じ込め対策を強化するような、きちんとした対応を取ることが必要です。

その点では、海外滞在中に未知のウイルスに感染した日本人が帰国した場合、航空機の消毒は国土交通省、空港検疫は厚生労働省、空港から病院に搬送する救急車は総務省といった縦割り組織で、うまく対応できるのでしょうか。いささか不安を抱かざるをえません。

ワクチンは当てにならない

また、ワクチンで予防できると思い込んでいる方も少なくないようですが、決して安心はできないのです。

というのは、新型インフルエンザではない普通のインフルエンザ、つまり季節性インフルエンザですら、予防効果はさほど高くないからです。季節性インフルエンザのワクチンの有効性は三〇～五〇％というデータもあります。ワクチンを打てばインフルエンザにはかからないというのは誤解です。

つまり、ワクチンを接種した人の五〇％から七〇％には効果がなかったというデータもあるのです。その程度の予防効果しかないということを覚悟しておく必要があります。

さらに、新型インフルエンザのパンデミックともなれば、ワクチンの数量が圧倒的に不足するはずです。二〇〇九年の新型インフルエンザの流行でも、日本ではワクチン不足の報道がありました。

もともと新型インフルエンザに対しては、あらかじめ大量にワクチンをつくっておいて備えることができません。どんなウイルスなのか予測できないからです。

変異したウイルスを突き止めてから、それに対して効果的なワクチンを生産する時間が必要です。それを考えると、新種のウイルスが日本に上陸してからしばらくは、ワクチンが十分に行き渡らないことが容易に予測できます。

しかも、ワクチンは医療従事者と救急関係者などへの接種が優先されるため、一般の方がワクチンを接種できるようになるのは、おそらく感染が相当拡大してしまってからになる可能性が高いでしょう。

加えて、一般の方の中でも、乳幼児や高齢者に優先して接種されるでしょう。

もちろん、流行が広まったとなれば、我先にとワクチンを接種したい気持ちになるところです。しかし、そんな時こそ乳幼児や高齢者に譲る思いやりが必要ではないでしょうか。

そうしたことを現実的に考えてみると、効果が高くないうえに、すぐに接種できるかどうかもわからないワクチンなど、あまり当てにはできないのです。

パンデミックは、自然災害のようなものと考えるべきでしょう。とはいえ、同じ自然災害でもスペインかぜは地震のようなものであり、新型インフルエンザは台風のようなものといえます。

地震は予測がむずかしいですが、台風なら予測はある程度可能です。スペインかぜが人類を襲った九六年前は、パンデミックの来襲を予想することはほとんど不可能でしたが、現在、これから発生する新型インフルエンザに備えることはけっしてできないことではありません。

日本人は台風に備えるように、時々刻々と新型インフルエンザの最新情報に注意し、準備をしておくことが必要です。何をすべきか、正しい情報や科学的な知識を身に付けておきましょう。そうしないと、いざ上陸となってからパニックを引き起こしてしまいます。

季節性インフルエンザさえ防げない

忘れてならないのは、新型でない普通の季節性インフルエンザでさえ、必ずしもうまく予防できていないということです。日本では毎年一〇〇〇万人ほどの感染者と一万人ほどの死亡者を出しています。しかも、人類がインフルエンザに遭遇したのは昨日や今日のことではないのに、毎年のように多くの人が命を奪われているのです。

インフルエンザは、すでに紀元前四世紀に流行したと思われる記録が残されています。中世ヨーロッパでもたびたび大流行を繰り返し、日本でも江戸時代に「お七かぜ」「琉球かぜ」など全国的な流行がしばしばありました。

インフルエンザの原因は、インフルエンザウイルスです。感染症に罹患するしくみは第四章で詳しく説明しますが、ウイルスに感染すれば必ずインフルエンザになるわけではありません。感染して発病する確率はおよそ二〇%といわれます。つまり、インフルエンザウイルスに感染した人の五人に一人くらいしかインフルエンザにならないのです。

このようにいうと、「発病率が低いので安心」などと油断する人がいるかもしれません。しかし、発病率が低いということは、感染しても症状が出ない人が周囲にいっぱい存在するということなのです。それこそ感染が拡散する大きな理由でもあります。

発症すると、高熱、頭痛、関節痛、筋肉痛などを起こし、症状が重い場合には死亡に至ることもあります。いわゆる普通の「かぜ」と症状が似ているのも、インフルエンザを重篤（じゅうとく）化させる大きな要因です。

また、インフルエンザにかかった子どもに大人用のかぜ薬や解熱剤を飲ませると、インフルエンザ脳症を起こす危険があります。インフルエンザ脳症は、致死率三〇%。ひきつけや意識障害から死亡したり、重い後遺症が残ったりする病気です。アスピリンなどのサリチル酸解熱剤は、インフルエンザの子どもに与えてはいけません。

さらに、「タミフル」など現在のインフルエンザの治療薬は、症状が出て二日以内でないと効果がないクスリであることを知っておく必要があります。前にも説明したように、タミフルなどはウイルスの増殖を防ぐクスリであって、ウイルスを殺すわけではないからです。

したがって、感染して時間がたち、ウイルスが増えてからではもう手遅れです。「かぜをひいた」と思ったら、すぐに病院でインフルエンザかどうか検査を受ける必要があります。この検査は、綿棒を鼻に差し込んでウイルスがいるかどうかをチェックするものです。五分ほどで結果がわかり、かぜかインフルエンザかを診断できます。

ところが、いまの日本では一般に、「かぜをひいた」というときは、よほど症状が重くない限りしばらく様子をみて、症状がひどくなってから病院に行くのが通常です。放っておいて、結果かぜならばいいのですが、もしもインフルエンザだったらどうなるのでしょうか。重症化してからでは手遅れかもしれません。

これではまるで、「どちらになるのか運まかせ」で、ギャンブルみたいなものです。こうしたインフルエンザに対する日本人の〝運まかせ行動パターン〟が、命取りになる危険を生み出しています。

短期間に急拡大したSARS

SARS(サーズ)(重症急性呼吸器症候群)という、これまでなかった感染症が初めて発生したのは二〇〇二年一一月、中国・広東省でした。原因はSARSウイルスで、これはコロナウイルスが変異したウイルスです。いわば新型コロナウイルスによって起きる感染症がSARSだといえます。

感染者の咳やくしゃみから空気中に飛散した新型コロナウイルスは、感染者の周囲の人々や医療関係者の口に入って感染を引き起こし、潜伏期間は二〜七日です。発病すると、高熱が出て、咳や息切れなどの呼吸器の症状が出ます。呼吸困難から死に至ることもあり、致死率は約一〇%です。

二〇〇二年に初めて確認されたSARSは、翌年になると広東省から香港に広まり、その後急速に東南アジア、南北アメリカ、アフリカ、ヨーロッパへと世界中に拡大していきました。

二〇〇三年七月の終息宣言後に、WHOは感染者八〇九八人、死者七七四人と発表しています。短期間の急速な感染拡大を助長したのは、中国が症状や感染ルートなどSARSに関する情報を公表しなかったために対応が後手に回ったからでした。

中国とは対照的に、ベトナムはSARS感染者を隔離し、立ち寄り先を徹底的に消毒するとともにインターネットでＳＡＲＳによる死亡者名を公開しました。その結果、ＳＡＲＳの病院内への封じ込めに成功し、きちんとした対処が有効であることを実証しました。

日本でも、訪日していた台湾人の医師が帰国後にＳＡＲＳを発病したことから、「日本上陸か」と騒がれましたが、結果的に日本人の患者さんは発生していません。


いったん終息宣言が出された後も、ＳＡＲＳは再発しています。その際にハクビシン、タヌキなどの野生動物が処分されたり、輸入禁止措置が取られたりしたのは、それらの野生動物の体内からコロナウイルスに似たウイルスが発見されたからです。

これらの動物は、ウイルスを持っていても発病せず、ウイルスが人間に感染すると発病するのです。つまり、ＳＡＲＳはハクビシンなどから人間に感染したのだと疑われたわけですが、感染源は特定できませんでした。

なにより問題なのは、このように、いまだに感染源がはっきり特定されていないことです。有効な治療法も確立されたわけではないので、いつまたＳＡＲＳが再流行しないとも限りません。

MERSの致死率は六〇%にも

日本ではあまり知られていませんが、SARSの関連でMERS（中東呼吸器症候群）にも触れておきましょう。名前は似ていますが、SARSより恐いのがMERSです。中東呼吸器症候群の頭文字を取ってMERSと呼ばれたこの感染症は、MERSコロナウイルスが原因です。致死率が非常に高い感染症で、同じコロナウイルスから変異した新型コロナウイルスですが、SARSウイルスとはまったく別のウイルスによります。

MERSが発生したのは二〇一二年のことでした。サウジアラビアに初めて登場し、中東だけでなくイギリス、フランス、ドイツ、イタリアなどヨーロッパにも拡大しました。

ウイルスに感染し、発病すると発熱、咳、息切れなどの呼吸器症状が現れて、場合によっては呼吸困難で死亡します。

症状はSARSに似ていますが、違うのは、まず致死率が三五〜六〇%と高い点です。サウジアラビアでは当初三九人が感染して二五人が死亡しています。SARSでも致死率は一〇%ほどですから、きわめて高い数字です。

もうひとつの相違点は、ＳＡＲＳは人間から人間へと空気感染しますが、ＭＥＲＳウイルスは空気感染ではなく、濃厚な接触によって感染するとされている点です。感染症の感染ルートについては第五〜六章で詳しく説明しますが、動物が媒介することが少なくありません。ＭＥＲＳも、コウモリが感染源だともいわれているのですが、いまのところ媒介する動物や感染経路は不明です。

したがって、感染を防止する方法や治療の方法は、いまだにわかっていません。日本にはまだ上陸していませんが、もし来襲すれば、まったくの無防備状態にあるといえます。

止まらないＨＩＶの悲劇

多くの人に恐れられるエイズという病気は、日本では後天性免疫不全症候群といわれます。エイズを引き起こすウイルスがＨＩＶ（ヒト免疫不全ウイルス）です。

ＨＩＶは現在、世界的な流行中にあるといえます。感染者は、三〇〇〇万人とも四〇〇〇万人ともいわれますが、とにかく膨大（ぼうだい）な数です。日本でも急増しています。

ＨＩＶは、免疫システムを破壊するウイルスです。感染すると免疫力が低下し、普通ならかからないような**ニューモシスチス肺炎**（かつて「カリニ肺炎」と呼ばれた、微生物が肺に寄生して起こる肺炎）、**カポジ肉腫**（皮膚の悪性腫瘍（しゅよう）の一種）などの病気にかかったりします。ニューモシスチス肺炎、カポジ肉腫などは、本来は幼児や高齢者がかかるもので、免疫力が弱くならないとかからない病気です。

ＨＩＶに感染すると、エイズの初期症状は一～二週間後に現れます。発熱、のどの痛み、身体のだるさや疲労感、寝汗をかいたりリンパ節が腫（は）れたりします。それらの症状は数週間で消え、「かぜでも引いたのだろうか」と思ってそのまま忘れていると、四～五年たってからエイズを発症するのです。

発症すると、発熱、下痢（げり）、倦怠（けんたい）感のほか、全身のリンパ節が腫れたり体重が減少したりした後、進行して前述のようにニューモシスチス肺炎、カポジ肉腫などの感染症を発症します。**悪性リンパ腫**や**皮膚がん**などの悪性腫瘍や**ＨＩＶ脳症**になることもあります。

ＨＩＶ脳症は、ＨＩＶの感染細胞が脳の神経細胞に侵入して認知症、記憶障害、精神障害などを引き起こす病気です。エイズを発症したら、致死率はほぼ一〇〇％。命を直接奪うのはニューモシスチス肺炎などの病気なのですが、ＨＩＶが免疫システムを壊（こわ）すことから、これらの病気に至ります。

はじめてエイズが出現したのは、一九八一年のアメリカでした。若い男性がかかるはずのない当時のカリニ肺炎になる例が複数発生し、いずれも同性愛者であったことから、当初は同性愛と関係する病気といわれました。

ところが、そんな限定された人だけがかかる病気どころか、広い範囲の人間を脅(おびや)かし、さらにはウイルスを持つ動物も多いことが次第に明らかになっていったのです。

無知・無防備が感染を蔓延させる

その後、エイズがアメリカで発見される以前から、アフリカでは同じ病気が存在していたことや、ネコやサルなどもエイズにかかることがわかりました。人間にエイズを起こすウイルスであるHIVが発見され、ネコのエイズはFIV、サルはSIVと呼ばれるウイルスが原因であることもわかりました。人間に感染したSIVが変異してHIVが誕生したと考えられています。HIVはアフリカに存在していたものだったのです。

HIV、FIV、SIVは、いずれも**レトロウイルス**という種類のウイルスです。レトロウイルスは、簡単にいえば「感染した細胞に自分の遺伝情報をコピーする性質」を備えています。このため、侵入したＨＩＶに対して、本来なら体内の免疫細胞が攻撃すべきところ、攻撃せずに逆にＨＩＶを増殖させてしまうのです。それが免疫力を低下させます。

大きな問題は、ＨＩＶの感染者の多くが自身が感染していることに気づいていないことです。アメリカの感染者の四人のうち三人は、感染の事実を知らないとされています。かぜに似た初期症状が治まってしまうと、四～五年はエイズ発症に至らないからです。それこそ、世界中にＨＩＶが蔓延（まんえん）した大きな原因でもあります。

ＨＩＶは、空気感染はしません。感染した人の血液や体液が身体の中に直接入って感染するのです。よく知られているのは、セックスや母子感染でしょう。

母子感染というのは、子どもが母親の子宮内にいるときや母乳によって感染させられてしまうことです。現在、全世界のＨＩＶ感染者の三分の二以上がアフリカにいるとされていますが、その感染者のほとんどが母子感染によるものです。

また、セックスを通じて感染するということは、不特定多数の相手と性的関係を持つほどＨＩＶに感染するリスクが高まるということです。キスしたり握手したりする程度では感染しません。

前述のように、当初エイズは、同性愛者がかかる病気であるかのように誤解されましたが、異性とのセックスでも感染します。近年、中国、インド、インドネシアなど東南アジアでＨＩＶ感染が拡大しているのも懸念されます。日本でもＨＩＶ感染者が増加していますが、これは、日本の若者がＨＩＶについて無知で、無防備な性関係を結んでいる昨今の風潮がもたらしているものです。

アベノミクスと性行為感染症増加

ＨＩＶの関連で注意すべきなのは、若い世代の女性に急増している性器クラミジア（１２１ページ参照）が、ＨＩＶに感染しやすくなる危険をはらんでいることです。

クラミジアはウイルスではなく細菌が原因ですが、これに感染しているとＨＩＶへの感染確率は三倍以上に跳（は）ね上がるのです。日本の若者の性器クラミジア増加がＨＩＶ感染のさらなる増加を招くのでは、と懸念されます。

もうひとつ懸念されるのは、さまざまな性行為による感染症（ＳＴＤともいわれます）

が、ここのところ増加傾向にあることです。いうまでもなく、性行為感染症はソープランドやデリバリーヘルスなど、いわゆる性風俗店などでの性行為や間接的な性行為類似行為などによって感染のリスクが高まります。

最近の円安傾向で日本を訪れる外国人旅行者が急増しているため、性風俗店でも外国人客が増えているといいます。感染症が持ち込まれるリスクは、国内客に比べてさらに高くなります。

風俗情報に詳しい知人によれば、以前は多くの性風俗店で、外国人客はあまり歓迎されなかったそうですが、お金の魅力には勝てないものです。近年は、来日して大金を散財するアジア系などの団体客をまとめて入店させている店も増えているとのことです。

そのせいか、性風俗店で働く若い女性が、性器クラミジアなどの検査で陽性反応を示す確率が以前よりはっきり増加しているそうです。男性向け週刊誌などには、そうした最新事情について警告するレポートも登場しています。

つまり、性行為感染症の多い地域の国からＳＴＤの病原体が侵入している可能性がある、ということです。今後、ますます性器クラミジアが増え、ＨＩＶも増えるかもしれません。

円安を主導したアベノミクスは、妙なところに悪影響を及ぼしたものです。

さらにやっかいなのは、HIVというウイルスはみな同じではなく、変異種が無数に存在する点です。このため、HIVに対して有効なワクチンはまだできていません。

いったんエイズを発症すれば、当初は不治(ふじ)の病とされていました。しかし最近では、治療薬が開発されています。ただし単独の抗ウイルス剤だけでは有効でないことが多く、複数の種類の抗ウイルス剤を併用しなくてはなりません。抗ウイルス剤は発病を抑えることができますが、それでも完治は困難なのが現実です。

ワクチン接種を怠り、風疹大流行

古くて新しい感染症が風疹(ふうしん)です。二〇一三年には日本全国で風疹が広がり、久方ぶりの大流行になりました。

風疹は昔からある感染症で、日本では「三日はしか」と呼ばれていました。原因は**風疹ウイルス**で、春先から初夏にかけて流行します。

患者の鼻汁などに含まれる風疹ウイルスが飛沫感染や接触感染によってうつり、潜伏期間は二〜三週間です。発症すると、微熱、頭痛、倦怠感、鼻水、咳といった、かぜのような症状が数日続いた後、リンパ節が腫れ、全身に発疹が広がっていきます。肝機能障害を起こしたり、まれに血小板減少性紫斑病を合併するほか、急性脳炎で重篤状態になることもあります。

大きな問題は、女性が妊娠初期に感染すると、生まれてくる子どもが白内障、先天性心疾患、難聴などになる**先天性風疹症候群**という病気にかかるリスクがあることです。また、もうひとつ問題なことに、風疹には症状を抑える対症療法があるだけで、根本的な治療法がありません。このため、ワクチンによる予防が重要です。

風疹ワクチンの定期予防接種は一九七七年に開始されました。ところが、ワクチンは先天性風疹症候群の予防のために女性だけを対象としていました。一九九五年からは男性も接種対象になりましたが、男性の接種率はきわめて低いのです。そのため、多くの男性は風疹の免疫を持っていません。

二〇一三年の風疹の流行では、患者さんの四分の三が男性で、二〇代から四〇代が中心となっていました。これは、ワクチンを接種しなかった世代の男性に流行したものと考えられます。

男性なら先天性風疹症候群の心配はないというわけではありません。感染した男性が奥さんや子どもなどに家庭内感染させ、先天性風疹症候群を引き起こす危険もあります。

昔の病気が、いまになって日本で大流行したのは、まったく不思議ではありません。それは、日本人男性の多くは風疹ワクチンを受けなかっただけでなく、風疹の免疫を持っているかどうかも調べていない人がほとんどだからです。

ワクチン接種が徹底しているアメリカでは、風疹の感染源は日本だとされています。いまだにそんな不名誉なことをいわれてしまうのは、日本人としてちょっと恥ずかしく思うのですが、いかがでしょうか。

食中毒はいまや冬の病気!?

食中毒といえば、かつては夏の病気でした。ところが、いまでは冬のほうが危険な病気になっています。**ノロウイルス**による食中毒が流行するようになったからです。

現在、食中毒の患者さんのほぼ半数がノロウイルスに感染したものです。ノロウイルス中毒は年間を通じて発生しますが、カキなどの貝類を食べてノロウイルスに感染したために食中毒を起こすケースが、一一月から三月にかけて毎年のように増加します。

ノロウイルスは、人間から人間にも感染します。感染者の糞便（ふんべん）、吐瀉物（としゃぶつ）、あるいはそれらが乾燥してまじった塵埃（じんあい）などからも経口（けいこう）感染（病原体が口から入って消化管へ侵入すること）するのです。

潜伏期間は一～二日です。突発的に激しい吐（は）き気や嘔吐（おうと）、腹痛、下痢を起こし、発熱することもあります。「冬のかぜは腹にくる」などといわれる病状の多くは、**ノロウイルス感染症**による胃腸炎になったケースでしょう。

二〇一二年には、ノロウイルスが変異した**新型ノロウイルス**も発見されています。仕出し弁当や学校給食による集団食中毒が連続発生したのですが、いずれも、ノロウイルスの変異種が原因でした。

問題は、ノロウイルスに比べ、変異した新型ノロウイルスに対する免疫を持っている人がほとんどいなかったことです。このため、感染が拡大する力が強い新型ノロウイルスが、急速に日本全国に広がったとみられています。

ノロウイルスおよび新型ノロウイルス感染に対する予防法は、なにより汚染された食品を食べないことです。ノロウイルスは八五度、一分間の加熱で死滅するとされています。生ものは要注意です。

こうした食中毒に対する一般的な予防法だけでなく、感染症に対する予防対策も必要です。

患者さんとの接触を避けることはもちろん、衣服、寝具なども汚染されるほか、吐瀉物にもノロウイルスが存在しますから、処理に注意を要します。うがい、手洗いを励行しましょう。アルコール消毒はノロウイルスに対して効果はないので、塩素系漂白剤による消毒が必要です。

また、感染してしまった場合、ノロウイルスに効果のある治療薬はありません。安静にして自然治癒力による回復を期待するだけです。

再流行が怖いBSE

狂牛病は、二〇〇三年にアメリカ産の牛肉が輸入禁止になったり、そのために牛丼チェーン店で牛丼がメニューから消えたりして、社会的な大問題になりました。ウシの病気と思う人が多いかもしれませんが、人間の脳を襲う感染症との関連が指摘されている病気です。

狂牛病と一般にいわれたのはＢＳＥ（牛海綿状脳症）と呼ばれる病気です。一九八六年にイギリスで発見されたもので、ウシの脳が破壊されてスポンジ状になってしまいます。ＢＳＥにかかったウシは脳神経が冒され、凶暴で攻撃的になったり、転びやすく立てなくなったりした挙げ句、死んでしまうのです。

人間にも、脳がスポンジ状になるクロイツフェルト・ヤコブ病という病気がありました。発病すると筋肉が弛緩し、認知症になって一年以内に死亡します。多くは原因不明であり、高齢者がかかる病気とされていました。

ところが、イギリスでは、この病気の患者さんの平均年齢が二六歳だったのです。

当時、イギリスではすでにＢＳＥが多数ウシに発生しており、当然ながら人間のクロイツフェルト・ヤコブ病との関連が問題視されました。その後の研究で、ＢＳＥは人間にも感染することが判明し、イギリスの若者がかかった病気は新型（変異型）ヤコブ病と呼ばれることになります。

新型ヤコブ病も、クロイツフェルト・ヤコブ病も、BSEも、原因は謎の病原体、異常プリオンです。

プリオンはウイルスよりも小さく、遺伝子を持たずにたんぱく質だけで構成されています。正常なプリオンは人間の体内でもつくられていますが、構造の異なる異常プリオンが体内に侵入すると、正常なプリオンを異常プリオンに変えてしまうのです。異常プリオンに感染するのは、患者の血液や脳、内臓などに触れた場合です。

異常プリオンは、ヒツジにもBSEに似たスクレイピーという病気を起こします。スクレイピーで死んだヒツジの脳や内臓を混入した肉骨粉という飼料をウシに食べさせた結果、異常プリオンを感染させてBSEを起こしたわけです。

草食動物であるウシに餌として肉骨粉を与えたのは人間です。また、鳥インフルエンザも、人間が狭い空間で大量飼育する養鶏場を使用したことが感染を拡大させた面があります。私には、BSEも鳥インフルエンザも、効率性ばかりを追い求めた人間が愚かにも引き起こした感染症だと思えてしかたありません。

BSEになったウシは、さらに人間にも汚染されたプリオンを感染させて、新型ヤコブ病を発生させる危険がありません。対岸の火事ではありません。日本でも、二〇〇五年に新型ヤコブ病は発生しているのです。

ウシでは、筋肉には異常プリオンは存在せず、脳や脊髄（せきずい）などの危険部位を食べると感染する確率が高まり、「特定危険部位」とされています。

日本では、ＢＳＥが発生した後から特定危険部位を除去することで安全な牛肉が流通するようになっています。

しかし、海外からの輸入肉が日本同様のきちんとした処理がされているかどうかは保証の限りではありません。ずさんな処理で危険部位を取り去りきれなかったり、危険部位除去中に筋肉部分を汚染させてしまったりすると、異常プリオンが増殖する危険があります。

ところで、一時ＢＳＥが大騒ぎになった際、日本で「全頭検査」という対応策が議論を呼びました。マスコミは、多くの日本人が全頭検査を望んでいるかのように書き立てていましたが、あまりにも情緒的に過ぎるのではないかと思われます。科学的根拠に基づいた情報を提供すべきです。

ヨーロッパはＢＳＥで大きな打撃を受けた経験を基に、ウシの脳、脊髄など特定危険部位を除去する対策を取っています。ＢＳＥに対する科学的な安全の基準は、特定危険部位の完全な除去で確保されると考えるべきでしょう。

科学的な安全よりも情緒的な安心を求めると、全頭検査ということになってしまいます。しかし、全頭検査を実施したのは世界中で日本だけでした。その後、検査対象を限定するよう改められています。

感染症対策でも、時に日本は情緒的な対応をしてしまいがちですが、安全を保証してくれるのは科学的な情報であることを忘れてはいけません。

撲滅に成功したのは天然痘だけ

さて、比較的名の知られた感染症を中心にここまで触れてきましたが、説明の中に「予防法がわかっていない」「有効な治療法がない」という記述がたびたび登場したことにお気づきでしょうか。感染を防げず、しかも、もし発病したら治す方法もわかっていないというのは、つまり、これまでのところ人類は、ほとんどの感染症に打ち克つことができていない、ということにほかなりません。

人類史の中で、撲滅(ぼくめつ)に成功したと確実にいえるのは天然痘(てんねんとう)だけです。天然痘は、天然痘ウイルスを原因とする感染症で、伝染力が非常に強い「死病(しびょう)」として紀元前から恐れられていました。

天然痘ウイルスは、飛沫感染で体内に侵入します。発病すると、高熱、頭痛のほか吐き気や嘔吐を伴うことがあり、発疹が顔面や頭部から全身に出ます。

重症の場合は、ウイルス性の出血を起こして死に至ります。致死率は二〇～五〇%に達するだけでなく、治った場合でも顔面に色素沈着や瘢痕(はんこん)が残ってしまうのです。

天然痘は、日本でも古くから流行した感染症です。奈良時代の流行では権勢を誇った藤原(ふじわらの)不比等(ふひと)の子どもの武智麻呂(むちまろ)、房前(ふささき)、宇合(うまかい)、麻呂(まろ)の四兄弟がすべて天然痘で亡くなっています。さらに、一六世紀のアメリカ大陸では、スペイン人が持ち込んだ天然痘ウイルスがすさまじい大流行を起こしました。インカ帝国やアステカ帝国が滅亡したのは、天然痘の流行が最大の原因ともいわれます。

しかし一七九六年、ジェンナーが種痘(しゅとう)を発見しました。種痘は、ウシがかかる牛痘(ぎゅうとう)からつくったワクチンを接種する予防法です。これが天然痘の予防に効果を発揮し、世界中に普及しました。

一九八〇年、ＷＨＯは天然痘の根絶宣言を出しています。その後、世界中で天然痘の発生はなく、種痘も現在では行われていません。ちなみに、天然痘ウイルスは現在アメリカとロシアの二ヵ所に存在するだけです。仮にバイオテロなどでウイルスが流出すれば、免疫を持つ人がほぼいない現在では非常に危険なため、厳重に保管されています。

このように、人類は天然痘との闘いに勝利を収めました。しかし、天然痘に克ったのは例外です。そのほかにも、しばらく姿を消している感染症がありますが、確実に撲滅できたとは断定できず、もしウイルスが姿をみせれば、風疹ではありませんが再流行の可能性が消えていません。

いたずらに恐怖をあおるつもりはありませんが、警鐘として受け止めていただきたい事実があります。それは、ほとんどの感染症は、病原体さえどこかで生き残っていれば、いつ再び来襲しないとも限らない、ということです。

第四章　本当に怖いウイルス・細菌の致死力——感染のカラクリ

ウイルスは寄生する

感染症の起こした大量殺人は歴史にたびたび登場しています。人類に恐れられたペスト、梅毒、結核などといった病気は、いずれも感染症です。

私たちの身の回りの空気、水、土壌、動物や人間など周囲の環境中には、感染症の病原体が存在します。感染症は、そうした病原体が体内に侵入し、増殖してかかる病気です。

多くの感染症は、ウイルスや細菌などによって引き起こされます。ウイルスと細菌の違いは、大きさと増殖のしかたです。

どちらも目にみえないほど小さいのですが、ウイルスは細菌よりさらに小さく、細菌の一〇分の一くらいの大きさです。このため、細菌は顕微鏡でみえますが、ウイルスは電子顕微鏡でないとみえません。顕微鏡しかなかった時代には、ウイルス感染症は「目にみえぬ得体の知れない病原体による病気」だったのです。

細菌は、バクテリアともいわれ、生存条件に合うところであれば細胞分裂して自分だけで増殖することができますが、ウイルスは自己増殖ができません。何かに寄生することによって増殖します。

つまり細菌は生物なのですが、ウイルスは生物ではありません。生物に寄生して増殖することから、ウイルスは「半生物」といわれることもあります。

一方、細菌はウイルスの一〇倍ほどの大きさで、単細胞ではありますが、栄養素さえあれば自力で生きていけます。寄生しないと生きていけないウイルスとは違い、独立した生物なのです。

ウイルスは、**エボラ出血熱**、**デング熱**、**インフルエンザ**、がんなどを引き起こします。一方、**コレラ**や**ペスト**、**赤痢**、**ＭＲＳＡ感染症**などは、細菌が引き起こします。

感染症の病原体は、ウイルスと細菌だけではありません。そのほか、両者の中間の大きさの**リケッチア**（微小な細菌群）は発疹チフスなどを引き起こし、**カビ**が水虫を起こし、**スピロヘータ**が梅毒を起こしたりします。病原体の違いによって、感染症も性格を異にします。

ウイルスの形は、種類によってさまざまですが、いずれもシンプルです。生物ではありませんから、細胞の形にはなっていなくて、遺伝子のＤＮＡがたんぱく質で包まれているだけです。形が丸状だったり、ひも状だったりとさまざまなのは、寄生する相手の細胞に応じて都合のいい形になっているためと思われます。またHIVの場合は、遺伝子がＤＮＡではなく、ＲＮＡという変異しやすいものになっています。

ウイルス・細菌は増殖する

ウイルスは、ＨＩＶのように体液の中でしか生存できないものもあれば、インフルエンザウイルスのように空気中を舞っているものもあります。そうして感染できる相手に感染することで寄生します。

ウイルスが寄生するのは、人間や動物など生物です。細菌も生物ですから、細菌に寄生することさえあります。自分より大きな相手に寄生するわけです。ウイルスが寄生する相手の体内に入ってまずすることは、細胞に吸着することです。

ウイルスが吸着するのは細胞の表面のレセプター（受容体）です。ただし、どんなレセプターにでも吸着するわけではなく、ウイルスの種類によって吸着できるレセプターが決まっています。吸着できるレセプターを持っていない細胞には、そのウイルスは感染できないのです。

たとえば天然痘（てんねんとう）ウイルスやＨＩＶは人間にしか感染しませんし、Ｂ型肝炎ウイルスは人間とチンパンジーにしか感染しません。狂犬病ウイルスは人間や多くの動物に感染しますが、感染するのは神経細胞だけです。それ以外の細胞には、ウイルスが吸着できるレセプターがないからです。

ウイルスは、寄生する動物の種類や標的とする器官がそれぞれ決まっています。それは、吸着できるレセプターの存在が決めているわけです。

レセプターに吸着したウイルスは、そこから細胞内に侵入します。そして増殖をはじめるのです。すなわち、細胞の中で自分のＤＮＡのコピーをつくりはじめます。増殖するのは、別の細胞に感染するためです。

別の細胞へと感染する時、ポリオウイルスなどは感染細胞から放り出されて感染します。ところが、麻疹（ましん）ウイルスは細胞外に放出されずに隣（となり）の細胞に伝播（でんぱ）します。もうひとつ別の感染方法をとるのはＨＩＶで、細胞内に侵入したウイルスの遺伝子が寄生相手の細胞の遺伝子に組み込まれてしまいます。そうして、細胞分裂の際に、寄生相手の遺伝子と一緒にウイルスの遺伝子も伝播されていくわけです。

第三章でも触れたように、ウイルスが寄生した細胞に、自分の遺伝子の持つ遺伝情報のコピーをつくらせるＨＩＶのようなウイルスを、**レトロウイルス**といいます。ウイルスが細菌に感染して、毒素を持っていない細菌に毒素をつくらせるようなことさえあります。たとえば**ジフテリア菌**は、自身は毒素をつくる能力を持っていません。毒素をつくる遺伝子を持ったウイルスが感染して、はじめて毒素をつくるようになります。

こうしたウイルスの行動をみると、ウイルスが遺伝子を運ぶ機能を果たしているともいえます。「たんぱく質の服をまとって移動する遺伝子」というのが、ウイルスの本質です。

一方、細菌は人体内に侵入すると、好みの細胞に取り付いて増殖し、細胞を直接攻撃して破壊したり、毒素を放出して細胞を攻撃させたりします。

「発病しない感染」こそ要注意

ウイルスや細菌に感染したからといって、必ず発病するわけではありません。天然痘ウイルスや麻疹ウイルスは、感染するとかなり高い割合で発病しますが、ウイルスや細菌の種類によって、あるいは感染したウイルスや細菌の量によって、さらには感染した人の体力によって、発病することもあれば発病しないこともあります。

また感染したウイルスは、インフルエンザウイルスのようにしばらくすると体内から消滅するものと、持続的に感染が続くものがあります。

感染が持続するウイルスのうち、帯状疱疹（たいじょうほうしん）ウイルスなどは一定間隔で症状が出る状態と潜伏（せんぷく）状態を繰り返し、症状がない期間はウイルスが検出されません。B型肝炎ウイルスやC型肝炎ウイルスのように、症状が現れないのにウイルスはいつも検出される慢性感染をするウイルスもあります。またＨＩＶなどは、長い潜伏期間の後で発症します。

注意を要するのは、感染症は、症状がなくてもウイルスや細菌を持っている人間や動物がたくさん存在している、ということです。気づかずに感染している危険性が大いにあります。

ウイルス・細菌は変異する

ウイルスや細菌は変異します。特にウイルスは変異しやすく、たとえば、鳥インフルエンザウイルスが人間に感染しやすいように変異するのが典型です。

人間の体温は三七度くらいですが、トリは四一度前後です。鳥インフルエンザウイルスは四一度前後で増殖しやすい性質を持っています。それが、三七度くらいの低い温度でも効率よく増殖するように変身したのが、変異ウイルスなのです。

そうして、変異したウイルスは免疫力が低下した人間に襲(おそ)いかかります。免疫力がきちんと機能していればウイルスに襲われても大丈夫なのですが、弱った人は負けてしまうのです。つまり、ウイルスの変異は、人間の側の免疫力低下が助長しているともいえます。

新型インフルエンザは鳥インフルエンザから変異します。トリからトリへしか感染しなかったウイルスが、トリから人間に感染するようになり、さらに変異して、人間から人間へと感染するようになると**新型インフルエンザ**です。感染が急速に広まってパンデミックが起こりやすくなります。

変異したウイルスは、このように感染する相手を替えたり、いままで効果があった抗ウイルス剤が効かなくなったり、姿を変えて強力になるのが常です。

前述の**ＳＡＲＳ**(サーズ)（64ページ参照）は、**コロナウイルス**が変異した**新型コロナウイルス**が原因でした。コロナウイルスは、普通のかぜのような症状を起こす、ごくありふれた菌です。

しかし、変異した新型は強力で、人を死に至らしめることもあります。SARSの致死率は一〇%、さらに強力な新型コロナウイルスが引き起こすMERS（67ページ参照）の致死率は三五～六〇%なのです。次々と、より強力になっています。

変異と進化で「強力化」する！

要するに、いったん姿を消したはずの感染症が復活する場合、生き残っていたウイルスが姿を現しただけのこともあれば、襲いかかる相手を替えたり、感染方法を変えて予防法をかいくぐったり、撲滅させた治療法への対抗手段を持ったりと、さまざまな進化を遂げていることが多いということです。これは、変異するのはウイルスにとっての生き残り策だからだと思われます。

感染症の治療薬については第七章で詳しく説明しますが、細菌も変異し、抗生物質があっても生きられる耐性菌に姿を変えることがあります。細菌も生物ですから、必死に努力して生き残ろうとするのです。

抗生物質などみずからに害を与えるものに接触すると、細菌は必ず耐性をつくろうとします。メチシリン耐性黄色ブドウ球菌（MRSA）やバンコマイシン耐性腸球菌（VRE）が登場して院内感染を引き起こすようになったのは、抗生物質が細菌にとっては毒物なので、細菌たちが自己防衛した結果でした。

いま紹介した黄色ブドウ球菌や腸球菌だけではありません。結核菌、淋菌、マラリア原虫などでも耐性を獲得した病原体は増えています。抗生物質がまったく効果のない耐性菌さえ登場しているのです。

同じことはウイルスでも起こります。抗ウイルス剤に対する耐性ウイルスが登場しているのです。抗ウイルス剤をたくさん使えば使うほど、耐性を示すウイルスの割合は増加してしまいます。

しかも、ウイルスは細菌に比べて構造が簡単で変異しやすいので、それだけ耐性ウイルスも発生しやすいといえます。そのため、抗ウイルス剤が開発されても、治療に使っているうちに効かなくなっていってしまうのです。

一方、ウイルスや細菌の生息する環境は、どんどん変化しています。農地開拓や工業化、都市化などによっても地球生態系は影響を受けています。また人間の行動性向も、旅行であったりセックスであったり、種々の変化があります。さらにはウイルスや細菌が移動するスピードも、飛行機など交通手段の発達により加速しています。こうした状況にウイルスや細菌は対応するのです。

それがエボラウイルスをはじめとする〝殺人ウイルス〟が登場する原因です。また、抗生物質の効かない耐性菌が発生する理由でもあります。

こうして、治療法のない病原体が続々と世の中に登場し、世界に拡散するのです。したがって、変異して新しく登場したものほど、人間にとっては凶暴であるともいえます。

感染症は、人間社会の最も弱い部分を攻めてきます。かつて結核は、産業革命で急増した劣悪な環境で働く労働者を襲いました。ＢＳＥや鳥インフルエンザは、ウシやトリを大量生産する際の無配慮が招いたものであることは前に述べたとおりです。

ウシもトリもハクビシンも、われわれ人間も、地球環境の一部なのです。新しいウイルスや細菌は、人類が存在する限り、これからも必ず登場します。しかも、オゾン層の破壊による紫外線増加がさまざまな生物の遺伝子を損傷したり、森林破壊、干ばつ、砂漠化などによって生態系を変化させたりする現在の地球上では、どんな病原体が現れるのか予測もつきません。

いまはエボラウイルスやデングウイルスが闘いの相手ですが、もっと強力な〝殺人ウイルス〟が登場する可能性も高いといわざるをえません。ウイルス・細菌との闘いは、永遠に続くことになります。

これらの病原体がどのように人間に襲いかかってくるのか、次章以降、そのしくみをみていくことにしましょう。

第五章　ペットや動物・昆虫が危ない！――感染源と感染ルートその１

最も危険な生物は「蚊」!?

感染症は、なぜ急拡大してしまうのでしょうか。

感染症の病原体は、ウイルスや細菌など、ほとんどが目にみえない微生物です。また、これまでにも述べたように、感染しても症状が現れる場合と現れない場合があるため、感染に気づかないことがあります。それが、病原体を他人に感染させて流行を広げる大きな要因で、感染症の危険なところです。

では病原体は、どこから、どのようなルートでやってくるのでしょうか。

病原体は、人間の感染者や感染した動物、昆虫などに存在するほか、病原体に汚染された食品や物なども感染源となります。感染者や感染動物などの排泄物（はいせつぶつ）、吐瀉物（としゃぶつ）、血液、体液、触れた食品や物などに病原体は存在するのです。

病原体が侵入してくる経路は、接触感染、飛沫（ひまつ）感染、空気感染の三つに大別できます。

接触感染というのは、主に口からの侵入で、病原体に汚染された食品や物、あるいは汚物や吐瀉物が手指などに付着して直接体内に入ります。これらは経口感染ともいいます。

また、セックスなどによって血液や体液、粘膜を通して感染するのも接触感染です。あるいは、病原体を持つ動物や昆虫に噛まれたり刺されたり、動物の体や糞に触れて接触感染することも少なくありません。

昆虫などによる感染症はたいへんに多く、年間でもっとも人間を殺している生物は蚊であるというデータがあります。デング熱を媒介することで注目された蚊ですが、西ナイル熱、マラリア、日本脳炎なども媒介し、年間に七二万人以上の人を殺していると、マイクロソフト創業者のビル・ゲイツが自身のブログ「ゲイツノート」で警告しているのです。ちなみに、蚊に次いで二位以下は、人間、ヘビ、イヌという順位になっているそうです。

一方、飛沫感染とは、咳やくしゃみなどで飛ぶつばなどの飛沫に含まれる病原体を吸入して感染することです。飛沫が飛ぶのは、感染源から一～二メートル程度とされています。

また、飛沫の水分が蒸発すると空間に浮遊して広範囲に広がる飛沫核になります。病原体を含んだ飛沫核や、ホコリと一緒に浮遊している病原体などを空気中から吸入するのが空気感染です。飛沫核感染ともいいます。

感染症の知識で重要なのは、どのようなウイルスや細菌などが、どのようなルートで侵入してくるのか、ということです。

感染のしくみは具体例のほうがわかりやすいので、以下では実際の感染症を例に、大きく五つのグループに分けて説明しましょう。具体的には、①ペットや動物・昆虫ルート、②人間ルート、③病院などの施設ルート、④食事ルート、⑤その他の意外なルートの五グループです（②以下は第六章）。

ペット・動物・昆虫から感染する

動物や昆虫が感染症を運んでくる例はたいへんに多く、有力感染ルートのひとつです。まず注意が必要なのは、ペットが運んでくる**狂犬病**をはじめとする感染症でしょう。

狂犬病

狂犬病は、**狂犬病ウイルス**を持っている動物に噛(か)まれたり、傷口や粘膜をなめられて感染します。狂犬病ウイルスが脳に到達して発病すると、神経症状が現れたり精神錯乱(さくらん)したりするうえ、致死率がほぼ一〇〇%という怖い病気です。

日本ではイヌを飼う際に予防接種が義務付けられ、国内のイヌに噛まれて狂犬病になる例は一九五六年から発生していません。接種済みのイヌには「注射済票」を装着させるなどの対策が功を奏しています。

しかし、感染症は長い期間病気が現れないと、必ず油断する人が多くなります。狂犬病も、飼いイヌに予防接種を受けさせない飼い主が増えているそうですから注意が必要です。

さらに油断してはならないのは、狂犬病ウイルスを持っているのはイヌだけではないことです。多くの野生動物も感染源となりますから、外国では安心できません。

私自身もアメリカで、こんな経験がありました。

まだ若い留学生だったころ、暮らしていたセントルイスで雪の寒い朝、アパートのベランダにリスが現れました。窓をそっと開け、ピーナッツをベランダにおくと、リスは恐る恐る近づいてピーナッツを食べたのです。やがてリスは、毎日ピーナッツを食べにくるようになり、私の手から直接ピーナッツを食べるまでになりました。

ところが、このリスの餌付けに成功した話を大学の研究室で教授に話すと、「何をやっているんだ！」と叱られました。ウイルスの世界的権威である教授は、「リスに噛まれると狂犬病になる」と警告してくれたのです。

アメリカでは、リスをはじめ多くの野生動物が狂犬病ウイルスを持っています。狂犬病といえばイヌの病気としか思っていなかった私の、うかつな失敗でした。

たとえば、リス、キツネ、ハムスターなどといった、思わず触れたくなるような動物が狂犬病をもたらすのです。世界中に狂犬病ウイルスを持つ野生動物が生息する国がたくさんあり、いまだに狂犬病は流行しています。

世界で狂犬病がない国・地域は、イギリス、オーストラリア、ニュージーランド、台湾しかありません。世界各国の狂犬病が日本に入ってこなかったのは、島国だったことが幸いしています。

どんなに可愛かったとしても、海外でこれらの野生動物に触れたり、海外からペットとして輸入されたものに接触したりすべきではありません。そうした接触によって、日本でも狂犬病が発生する危険性がまだ存在しています。

また、ウイルス以外の病原体では次のようなものもあります。

炭疽

炭疽（たんそ）は、人間のほかブタ、ウシ、ウマ、ヒツジなど草食動物がかかる感染症です。原因はウイルスではなく細菌の**炭疽菌**で、感染動物の糞や死体からも感染します。

炭疽菌を発見したのはコッホでした。誕生日のプレゼントで妻からもらった顕微鏡によって炭疽菌を発見したコッホは、**結核菌**、**コレラ菌**なども発見してノーベル医学・生理学賞を受けています。実に大きなプレゼントを妻から受け取ったものです。

炭疽菌が感染するのは主として皮膚から、腸から、肺からの三ルートがあります。炭疽菌が皮膚の傷口から侵入すると、潰瘍（かいよう）が発生し、リンパ節、そして副腎（ふくじん）が肥大します。炭疽という病名は、皮膚の色が真っ黒になって死ぬことから名付けられ、皮膚炭疽の致死率は二〇％です。

感染した食物を食べると、腸炭疽になり、食欲不振、嘔吐（おうと）、発熱、腹痛、吐血（とけつ）、血便（けつべん）などの症状が現れます。炭疽菌が消化管で増殖するため、皮膚炭疽より重い症状で、致死率は二五～六〇％です。

炭疽菌の芽胞(がほう)(種のようなもの)を吸い込んで感染する肺炭疽は、呼吸困難、チアノーゼ、昏睡(こんすい)状態を引き起こし、致死率は九〇%に達します。二〇〇一年、アメリカで発生したバイオテロは、郵便物で炭疽菌の芽胞を送りつけて肺炭疽を発症させることを狙ったものでした。

オウム病

オウム病の原因は**オウム病クラミジア**です。日本の家庭で飼育されているオウム、インコなどのトリの約三〇~五〇%は、クラミジアに感染していると推測されています。

クラミジアに感染してもトリは発症しません。しかし人間は、感染したトリの糞尿(ふんにょう)が乾燥して空気中に舞った飛沫を吸い込んだり、トリに接触したときに噛まれたりして感染するのです。

発症すると、発熱、頭痛などの後、肺炎を起こし、体力・免疫力が低下している高齢者などは死亡することもあります。

ペスト

ペストは日本の北里柴三郎が発見したペスト菌が原因です。ネズミ、リス、ネコなどに寄生するノミが媒介します。世界中で「黒死病」と呼ばれて恐れられているように、大流行が何度も起こっている感染症です。

ペスト菌を持つノミに刺されて発症すると、高熱、悪寒、頭痛、めまいに襲われ、リンパ節が痛んだり腫れたりした後、重篤化すると皮膚に黒い斑点がみえて、循環器障害や意識障害を起こして死に至ります。致死率は五〇～七〇％、もしくはそれ以上です。

また、血液に入ったペスト菌が肺の中で増殖すると、呼吸困難になり、肺炎を起こして、ほとんどが死亡します。肺の中で増殖したペスト菌は、患者の咳やくしゃみで人間から人間へと空気感染します。それが爆発的に感染拡大する原因なのです。

中世ヨーロッパの大流行は、ペストから人間を守ることができない神への不信感をも芽生えさせました。キリスト教の権威を失墜させ、中世から近世へと歴史の扉を開けるのに、ペストが手を貸したともいえるでしょう。

このほか、プレーリードッグがサル痘、サルがマールブルグ病、ウシやブタがQ熱、ネズミがアルゼンチン出血熱などの恐ろしい病気をもたらすことはすでに触れました。

また昆虫類も要注意です。特に「最強の殺人生物」かもしれない蚊は、たびたび触れるようにデング熱や西ナイル熱以外にも多くの感染症を媒介します。中でも日本人に比較的関係があるのが日本脳炎、黄熱(おうねつ)などです。

日本脳炎

日本脳炎の原因は日本脳炎ウイルスで、コガタアカイエカが媒介します。刺されると、〇・一%という低い確率で発症しますが、高熱、意識障害を引き起こします。致死率は一五%以上です。しかも半数にマヒなどの後遺症が残ります。

現在では、発生例は東南アジアに多いのですが、日本では安心かといえば、逆に予防ワクチンの副作用による死亡事故が問題になったりしています。

黄熱

黄熱の原因は**黄熱ウイルス**です。ネッタイシマカによって媒介され、発症すると嘔吐、発熱、頭痛などを起こし、重症化すると高熱と黄疸(おうだん)、腎(じん)障害などが現れます。黄熱（当時は黄熱病）が日本人によく知られているのは、アフリカに渡った野口英世(のぐちひでよ)の命を奪ったのがこの感染症だったからです。

マラリア

ウイルス以外を病原体とするものに、**マラリア**があります。

マラリアは、人類を長く苦しめてきた感染症です。原因は**マラリア原虫**で、ハマダラカによって媒介されます。マラリア原虫を持つハマダラカが人間の血を吸う時に原虫が体内に入り、肝臓に移動して増殖するのです。

肝臓の細胞を破壊した原虫は、血液中の赤血球にも侵入し、赤血球を壊す時に毒素を出します。マラリアに感染すると、高熱と貧血を起こして脾臓(ひぞう)肥大の症状が出るのは、毒素が高い熱を出し、赤血球が破壊されて酸素が不足し、破壊された赤血球を処理する脾臓が肥大するからです。

マラリアの特効薬キニーネは、キナノキという木の皮からつくられていました。キナノキは東南アジアで多く産出されます。第二次世界大戦の際、日本は東南アジアを占領してキニーネの原料を入手したにもかかわらず、マラリア対策なしで南方(なんぽう)の戦場に進出し、多くの兵士をマラリアで失いました。

一方アメリカは、キニーネの原料の九割以上を東南アジアから輸入していました。日本の東南アジア占領によりキナノキを入手できなくなりましたが、そのためにキニーネに代わる治療薬を開発し、マラリアに悩まされずに戦争に臨(のぞ)んだのでした。

なんと、日本兵の死者は、米兵の銃弾よりマラリアによるもののほうがはるかに多かったことがわかっています。マラリア原虫に対する日米の戦略の違いが戦争の行方(ゆくえ)を左右したともいえるのです。

シャーガス病

ほかに、ダニも危険で、すでに触れたＳＦＴＳやライム病など多くの感染症を媒介します。昆虫類が要注意なのは、油断のできない奇妙な病気を媒介することで、病原体の多くは原虫、寄生虫などです。

そうした感染症のひとつ、シャーガス病は、中南米に生息する夜行性の吸血虫サシガメが運んでくる感染症です。

サシガメに刺されると、消化管内にいるクルーズトリパノソーマという原虫が傷口から体内に侵入し、血液や体組織で増殖します。

全身の組織へ広がると、高熱、まぶたの腫れ、全身のリンパ節や内臓の腫れといった急性症状を起こしたり、心臓や食道、結腸など全身の臓器を徐々に膨張させる慢性症状を起こしたりします。致死率は急性症型一〇％、慢性症型で二〇〜五〇％に上ります。

中南米の病気といっても油断してはいけません。近年、イグアスの滝やマチュピチュ遺跡、ナスカの地上絵などの観光地が人気になっていることもあって、日本人の海外旅行先のうち中南米への渡航者は意外に多く、全体の五%以上になるそうです。旅行先で夜間の外出は要注意です。

睡眠病

睡眠病は、アフリカトリパノソーマ病、アフリカ眠り病とも呼ばれます。シャーガス病と同様にトリパノソーマ原虫の寄生が原因で、いずれもトリパノソーマ症といわれますが、こちらは脳脊髄液にトリパノソーマが侵入して脳神経を冒すために眠り続ける症状を起こすのです。

熱帯雨林に生息するツェツェバエが、吸血する際にトリパノソーマを感染させます。トリパノソーマは中枢神経系を冒し、幻覚症状を起こしたり貧血を起こしたりするのです。睡眠状態に陥って全身衰弱が激しくなると、死に至ります。

象皮病

象皮病は、バンクロフト糸状虫が引き起こす陰嚢など身体末梢部を異様に膨張させる感染症です。琉球列島で「クサフルイ」と呼ばれる風土病は、象皮病の前段階を指しています。

アカイエカ、ハマダラカ、ネッタイシマカなどによって媒介されたバンクロフト糸状虫が人間の体内に侵入し、血流に乗って全身をめぐり、それを蚊が吸血して、再び人間に侵入することを繰り返し、やがてリンパ管内で成虫になります。リンパ管が閉塞するとリンパ液が流れなくなり、陰嚢、陰茎、乳房、臀部などが異様にふくれあがって巨大化するのです。

オンコセルカ症

オンコセルカ症は、寄生虫オンコセルカが皮膚の中で生息するために皮膚が盛り上がって、中で虫がうごめく病気です。中南米に生息する昆虫ブユが媒介するオンコセルカは、頭部、手足、腰などにとどまって、体液を吸いながら成長します。

産み落とした幼虫が体内を移動して、猛烈なかゆみを生じたり皮膚感染症を起こしたりするほか、角膜(かくまく)、網膜(もうまく)、視神経を冒して失明することも多い不気味な感染症です。河川盲目症とも呼ばれます。

第六章　人間と病院、食べ物が危ない！——感染源と感染ルートその2

がんは人間が媒介する感染症

人間ルートの感染症というと、HIV感染症や梅毒などを思い浮かべる人が多いかもしれません。しかし、人間を通じて感染する感染症には、もっとよく知られている有名な病気があります。がんです。

いくつものがんがウイルス感染で起こることが判明しています。肝臓がん、子宮頸がん、成人T細胞白血病、上咽頭がん、バーキットリンパ腫などです。人間から人間へと感染したがんの原因ウイルスは、遺伝子の中に潜り込んでがんを引き起こします。

肝臓がん

「白玉の　歯にしみとほる秋の夜の　酒は静かに飲むべかりけり」

と歌った若山牧水は、肝硬変のため四三歳の若さで亡くなっています。牧水は酒を毎日一升は飲んだそうですから、アルコール性肝炎だったことは間違いないでしょう。

しかし、牧水の命を奪った肝硬変がお酒のせいだったというのは間違いです。おそらくC

型肝炎ウイルスに感染したことが、歌人が肝硬変になった原因だったと私は考えています。

たしかに、「お酒を飲み過ぎると肝硬変や肝臓がんになる」と昔はよくいわれました。アルコール性肝炎を放置しておくと、進行して肝硬変や肝臓がんになるというのです。

しかし、いまでは肝硬変や肝臓がんはお酒のせいではないというのが医学の常識になっています。原因はB型肝炎ウイルスとC型肝炎ウイルスによる感染症だとされるようになったのです。ウイルス性の肝臓がんの約二〇％がB型肝炎ウイルス、七五％がC型肝炎ウイルスによるものです。

B型肝炎ウイルスは母親から子どもに感染するほか、一部はセックス、血液、注射針を介して感染します。感染すると約三％が急性肝炎を発病し、その一〜二％が劇症肝炎になって、そのうち五〇〜七〇％は死に至るのです。感染ルートのうち、セックスや輸血が原因のB型肝炎ウイルスよりも、母子感染したB型肝炎ウイルスのほうが肝臓がんになりやすいとされています。

なお、一方のC型肝炎ウイルスのほうは母子感染が少なく、血液製剤や注射針から感染するケースが多いため、後述の「病院などの施設が危ない！」で説明します。

子宮頸がん

子宮頸がんもウイルスによって起きる病気です。セックスによって感染するヒトパピローマウイルス（HPV）が原因です。不特定多数の相手でなくても、セックスをするとほぼ一〇〇％の女性がヒトパピローマウイルスに感染します。そのうち約一〇％が体内にウイルスが残る持続感染状態となり、長期に放置しておくと子宮頸がんに進行してしまいます。

したがって、性交渉を持ったら、三年後には子宮頸がんの検診を受けたほうがいいのです。セックスの初体験が低年齢の女性ほどヒトパピローマウイルス感染率が高いことが判明しているので、子宮頸がんが日本の若い女性に増えているのは不思議ではありません。

日本では、子宮頸がんの検診の開始年齢は二〇歳ですが、日本の女性の多くは検診を受けていません。欧米では、女性の八〇％以上が子宮頸がん検診を受けています。

検診は、かつての細胞診に加えて、ＨＰＶ検査が加えられるようになりました。細胞診は子宮頸部の細胞に異常がないかどうかを調べる方法ですが、ＨＰＶ検査はヒトパピローマウイルスの有無をチェックする検査です。細胞診の結果が陽性でも、子宮頸がんである可能性は一〇％以下ですが、早期発見につながります。

成人T細胞白血病

血液のがんである成人T細胞白血病はATLともいわれ、ATLウイルス（HTLV-1）の感染によって起きます。

主として母乳によって母親から子どもに感染します。母子感染です。そのほか輸血が感染原因とされていますが、現在は輸血用血液は厳重にチェックされているので感染の心配はほとんどありません。

ATLウイルスは、免疫細胞であるT細胞に感染して白血病を引き起こします。発病率は五〜一〇％ですが、発病するとほとんど死亡します。また、感染しても発病しないATLウイルスのキャリアもいます。

キャリアとは、ウイルスを持っているものの発病していない人のことです。キャリアの母親が赤ちゃんを母乳で育てると、ATLウイルスの感染を拡大してしまうことになります。

上咽頭がん、バーキットリンパ腫

上咽頭がんやバーキットリンパ腫を起こすのはEBウイルスです。EBウイルスは、唾液を介して人間から人間に感染し、奇妙なことに、民族によって異なる病気の原因になります。中国の香港や広東省に多く住んでいる客家人(ハッカじん)には上咽頭がんを引き起こし、アフリカ人にはバーキットリンパ腫という悪性のがんを引き起こすのです。

EBウイルスは、それ以外の国ではがんは引き起こさずに、高熱やのどの痛み、リンパ節の腫(は)れなどを起こす伝染性単核球症、通称「キス病」を引き起こします。

ちなみにキス病は、かつて日本では少なかったのですが、それは魚を多く食べる日本人の母親が子どもに口移しで魚を食べさせていたためでした。骨がないかどうか確かめるために母親から口移しで食べさせられたことで、多くの日本人は幼児期にEBウイルスに感染して免疫を得ていたのです。

しかし最近では、魚を食べなくなったり、食べても骨のない切り身を好むので、口移しをする日本の母親は減ってしまいました。このため、日本人もEBウイルスの免疫を持たずに成長するのでしょう。日本でも欧米並みにキス病患者が急増しています。

逆にいえば、日本のお母さんが乳幼児に食事を与える時に、自分の口に含んでから子どもに食べさせるだけでキス病を予防できるわけです。

胃がん

ところで、ウイルスではなく細菌ですが、**胃がんの有力な原因のひとつがピロリ菌です。**ピロリ菌は経口（けいこう）感染し、人糞（じんぷん）に汚染された野菜や水を介したり、お酒の回し飲みやキスで感染したりすることもあります。

驚くのは、年代により異なるものの、日本人はおよそ半数が胃の中にピロリ菌を持っていることです。六〇代では八割にもなります。ピロリ菌は胃の粘膜にダメージを与えます。このため、胃炎を起こすほか、粘膜を修復する活動の際に、細胞が変異してがん細胞を発生する危険があるのです。

セックス習慣で感染症が変化？

一方、ＨＩＶ感染症のほかにもセックスを介して人間から人間へとうつる感染症がありま す。これらは、まとめてＳＴＤ（性行為感染症）と呼ばれます。

性器ヘルペス症

性器ヘルペス症も感染者とのセックスによって感染します。原因は単純ヘルペスウイルスです。

感染して発症すると、性器がかゆくなって、男性はペニスに水疱(すいほう)ができ、尿道炎になってウミが出ます。女性は頭痛、発熱などの全身症状と、膣(ちつ)に現れた水疱が破れてただれるほか、前述した子宮頸がんにかかりやすくなるのも問題です。

ところで、人間のセックスのやり方の変化が、性器ヘルペス症に影響を与えていることも注目されます。それは、オーラル・セックスが広まったということです。

なぜ、そんなことまでわかるのでしょうか。単純ヘルペスウイルスには1型と2型の二つの型があって、１型は唇を中心に感染し、２型は性器を中心に感染するものでした。ところが最近では、１型の単純ヘルペスウイルスがペニスや膣に感染したり、２型が唇に感染したりして、双方の縄張りに侵入するケースが増加する傾向が見られます。

これはアメリカや日本で、特に若い世代でオーラル・セックスへの抵抗感が少なくなって、そうした習慣が幅広く広がっていることの影響だと思われます。

性器クラミジア

性器クラミジアは、日本のＳＴＤのほぼ半数を占めています。感染者とのセックスからクラミジア・トラコマチスという細菌が性器に感染して起こり、男性はペニスの先からウミが出ますが、女性はほとんど症状が現れません。

しかし、放っておくと男性は尿道炎になりやすく、女性は子宮頸管炎になりやすいだけでなく、すでにＨＩＶ（72ページ参照）のところで述べたように、ＨＩＶにも感染しやすくなってしまいます。

梅毒

梅毒の原因は、**梅毒トレポネーマ**という細菌です。感染者とのセックスで感染するほか、妊婦の胎盤から胎児に感染することもあります。一〇年ほどかけてゆっくり進行して全身の組織を侵略し、ついには脳や心臓が破壊されて死に至るのです。

梅毒は、コロンブスがアメリカ大陸から持ち帰ったともいわれ、世界中でたびたび猛威をふるいました。近代ヨーロッパでは音楽家のシューベルトが三一歳の若さで亡くなったのも、この病気のためです。

日本にも戦国時代には早くも上陸していて、一五一二年に京都で大流行を見ています。加藤清正、結城秀康、大谷吉隆などといった戦国武将も梅毒にかかっているのです。

ペニシリンの登場によって梅毒は減少しましたが、決して「昔の病気」とあなどってはいけません。梅毒に苦しむ患者さんは、いまだに世界中でたくさん存在するうえ、日本でも二〇一三年には前年から一・四倍に患者数が増え、急増する気配を見せています。梅毒の感染力は、いまだに治療法に勝っているというしかありません。

病院などの施設が危ない！

日本で院内感染が世間に注目されるようになったのは、二一世紀に入ってからのことでした。**セラチア菌や緑膿菌**(りょくのうきん)に感染した人が肺炎などになって、多くの人に知られたのです。

医療機関にはウイルスや細菌などの病原体が存在する以上、注意を怠(おこた)れば点滴や輸血、予防注射などの際に常に感染の危険があります。かつての院内感染は、注射器の使い回しなどから発生していました。血液製剤から感染することもあります。

C型肝炎ウイルス

こうしたルートで感染する代表格が、C型肝炎ウイルスです。すでに少し触れたように肝(かん)硬変(こうへん)や肝臓がんを引き起こす元凶で、点滴や輸血、予防注射、あるいは血液製剤などによって感染します。割合は少ないものの母子感染もありますが、B型肝炎ウイルスと違ってセックスでは感染しません。

C型肝炎ウイルスに感染すると、一〇～二〇％が急性肝炎になります。しかし、症状は発熱、食欲不振、黄疸(おうだん)など比較的おだやかです。症状が出ず、感染に気づかない人もたくさんいます。

問題は、その六〇％以上が完治せずに慢性肝炎になることです。慢性肝炎になると、一〇年から四〇年をかけて肝硬変や肝臓がんへと進行します。

日本の肝臓がんによる死亡者数は年間三万人を超えます。しかし、早期発見すれば、抗ウイルス剤による治療でウイルスを除去できるケースが多いのです。

とはいえ、治療を怠れば肝臓がんになる危険性があるウイルスのキャリアはB型・C型を合わせると三〇〇万人以上もいます。キャリアであっても自覚症状はないので、安心できません。

ＭＲＳＡ感染症

院内感染で特に問題なのは、耐性菌という細菌の出現です。抗生物質を使いすぎたために抗生物質に対する抵抗力を持つように変異した耐性菌が登場しています。

たとえば、一時、話題になったＭＲＳＡ感染症です。これは、どこにでも存在するような黄色ブドウ球菌が変異したメチシリン耐性黄色ブドウ球菌が原因だったことは、すでに紹介しました。手術に成功した患者さんが、傷口から感染して、たびたび敗血症を起こしたりしています。

バンコマイシン耐性腸球菌感染症

腸球菌は発熱、炎症、肺炎、敗血症などを引き起こします。その腸球菌の変種で、MRSAを撃退するバンコマイシンに対しても耐性のあるのがバンコマイシン耐性腸球菌（VRE）です。腸球菌同様の毒性を示し、発熱、炎症、肺炎、敗血症などを引き起こします。VREに院内感染すると、バンコマイシンだけでなくペニシリンなどの抗生物質にも耐性があるので、いまのところ有効な治療法は登場していません。

レジオネラ肺炎

このほか、医療機関でなくても、病原体が存在するような施設では感染の危険があります。

たとえば、マスコミなどによく登場するのが温泉入浴施設などの**レジオネラ菌**です。レジオネラ菌は、お風呂の適温程度が最も繁殖しやすく、浴槽（よくそう）の清掃を怠ったり、一時期は人気だった二四時間風呂や、ジャグジーなどのように水を交換せずに循環させたりしていると繁殖してしまいます。

感染すると**レジオネラ肺炎**を起こし、死亡することもあります。たびたび死亡者が出たり、集団感染が発生したりしていることからわかるように、こうした施設の至るところでレジオネラ菌は実にたくさん繁殖している可能性があると認識しておくべきです。

「食事ルート」が感染症を招く

ほかに見逃せないのが、食事です。おいしく食べている日々の食卓や楽しい外食が、感染源として家族に猛威を振るうことがあります。

E型肝炎、A型肝炎

日本人は生食（なましょく）が好きです。魚だけでなく、肉も火を通さずに食べることがあります。しかし、ブタ、イノシシ、シカなどの肉やレバーの中にはＥ型肝炎ウイルスも存在するのです。

Ｅ型肝炎は、発症すると発熱、黄疸、食欲不振、肝臓の腫れなどを起こしますが、Ｂ型肝炎やＣ型肝炎のように慢性化して肝臓がんに進行することはありません。しかし、重篤な場合は肝機能障害を起こし、最悪の場合は死亡する危険性もあります。最近では「ジビエ」と呼ばれる狩猟で捕らえられた野生動物を使った料理を食べる機会が増え、場合によっては十分に加熱しない肉を食べることから感染者は急増しているようです。

またＡ型肝炎は、生ガキを食べたり生水を飲んだりしてかかる感染症です。倦怠感、黄疸、発熱、食欲不振、腹痛、下痢などの症状を起こし、致死率一％以下ですが、特に海外旅行先で感染する危険があります。

ポリオ

ポリオウイルスも飲食物から経口感染します。感染者の咳やくしゃみによっても感染します。ポリオウイルスはＳＡＲＳの原因になる新型コロナウイルスの仲間であるＲＮＡウイルスの一種です。

感染すると体内のあちこちの組織で増殖し、一%未満の患者さんは呼吸困難を起こして手足にマヒを生じます。マヒ症状が出た場合は後遺症が残ってしまい、有効な治療法もありません。

ただし、ワクチン接種によって予防が可能です。ポリオは日本では小児マヒ（急性灰白髄炎）とも呼ばれ、もう過去の病気のように思っている人が多いかもしれません。しかし、いまだに南西アジアやアフリカなどに患者が存在し、根絶できていません。

また、ワクチンの接種が逆に病気を発生させてしまう問題も発生しているのですが、この点については第七章で説明します。

O－157感染症

ウイルスではない細菌が原因の感染症についても触れておくと、O－157は大腸菌の仲間です。**腸管出血性大腸菌**とも呼ばれ、汚染された食材や水などを介して感染します。感染して腸の中で増殖すると血液中にベロ毒素を出し、激しい腹痛、下痢、嘔吐（おうと）のあと、溶血性尿毒症症候群を引き起こすのです。死に至ることもあります。

Ｏ－１５７というと、日本では集団食中毒を発生させて有名になりました。給食の食材を冷蔵せずに放置して菌を繁殖させてしまったのですが、単なる食中毒に終わらずに、こうした感染症を起こすのが怖いのです。

食中毒は食べた人だけが発病し、めったに死亡するまでには至りませんが、Ｏ－１５７は命を落とす危険があるだけでなく、人間から人間へと二次感染を起こします。大腸菌の仲間ではあるものの、赤痢菌と同様、ベロ毒素を出すからです。いわば赤痢菌へと変異した大腸菌ともいえます。

二〇一一年に焼き肉チェーン店で生肉料理のユッケを食べて死者が出る事件が起こりました。あの原因も、腸管出血性大腸菌のＯ－１１１でした。Ｏ－１５７と同じベロ毒素を出す仲間です。やはり肉の生食は危険なのです。

サルモネラ感染症

サルモネラ菌は、食中毒の代表格の原因菌です。どこにでも存在し、ハエが止まっただけで食品はサルモネラ菌に汚染されます。

汚染された食品を食べると食中毒を引き起こし、腹痛、下痢、嘔吐、発熱など急性胃腸炎になります。特にサルモネラ菌汚染が多いのは鶏卵で、さほど感染力が強くないのにもかかわらず、グラタンとかオムレツで食中毒になることがあるのはサルモネラ菌のせいです。

コレラ

コレラはコレラ菌によって起こります。コレラ菌に汚染された食品や水から体内に入ると、小腸の粘膜で増殖し、毒素を出すのです。下痢、吐き気、嘔吐を起こし、毎年三〇〇万～五〇〇万人の患者が発生しています。死亡者は推計一〇万～一五万人ですが、治療しなければ致死率は五〇％にも達します。

日本人が感染するのはほとんどが海外で、生野菜や魚の生食、水などによるケースが多くなっています。

細菌性赤痢

赤痢菌で起こるのが**細菌性赤痢**です。衛生環境の悪い国ではよく発生しますが、赤痢菌には種類が多く、それによって症状も異なります。

主として感染者の糞便（ふんべん）で汚染された食物から経口感染し、集団赤痢を発生させたりします。赤痢菌には抗生物質が効きますが、すでに多くのクスリに耐性を示す赤痢菌がたくさん出現しています。

このほか、**ノロウイルス**（76ページ参照）や**プリオン**（78ページ参照）なども食べ物によって感染する病原体であることは、すでに触れたとおりです。

身近に迫る意外な感染ルート

その他、感染する際の「意外なルート」もあります。それは、「自分では何もしていない」つもりなのに感染させられてしまうケースです。

動物に触ったり、蚊に刺されたり、よく知らない相手とセックスの関係を持ったり、怪しい食べ物を口にしたり、あるいは病原体がたくさん存在しそうな病院などの施設に行ったりしたとすれば、ある程度は感染症の危険を予想できます。また事後、感染の原因として考えることができます。

しかし実は、病原体があなたのまわりの空気中に漂っていることもあるのです。生きている限り呼吸をしているのですから、いつ感染しても不思議はありません。

たとえば**インフルエンザ**です。ウイルスは発病している人だけでなく、発病していない感染者からもばらまかれ、空気中の至るところに存在します。

ただしインフルエンザの場合は、流行していれば注意するので意外ではないかもしれません。もっと思いがけない感染は、日本人があまり注意することがない感染症のケースではないでしょうか。

麻疹

私が初めて大学の教壇に立ったのは、いまから三〇年以上も前のことです。感染症の講義は、時代によって大きく変わります。現在、当時は一般的ではなかった**エボラ出血熱**や**デング熱**などの新しい病気がたくさん加わっています。

また同じ病気でも様相を変えるものがあって、その代表が**はしか**ではないでしょうか。はしかは、正式名は**麻疹**（ましん）といい、以前は乳幼児がかかる感染症でした。

しかし、いまではおとなの間で意外な再流行を始めています。しかも、おとなになってからのほうが重症になりやすい病気なのです。

麻疹は、**麻疹ウイルス**を原因とする感染症です。麻疹ウイルスは非常に感染力が強く、空気感染します。空気中にウイルスが漂っているのです。もちろん飛沫（ひまつ）感染や接触感染することもあります。免疫を持っていない人が感染すると、発症率は九五％以上。ほとんど発症するのです。発症すると、発熱、発疹（ほっしん）が現れ、場合によっては肺炎や脳炎などの合併症を起こして死に至ることもあります。

麻疹も古くから知られた感染症です。紀元前から流行の記録が残っており、日本でも平安時代、江戸時代などにしばしば大流行しています。

しかしワクチンの登場で、これまで流行はなくなったかのように思われてきました。

ところが最近になって、世界各地で流行が復活しているのです。日本でも二〇〇一年に大流行し、三〇万人近い患者さんが発生しました。

再流行の原因は、いままでは麻疹の免疫を持っている人がほとんどいなくなってしまったことです。かつては流行が繰り返されていたため、多くの人が麻疹ウイルスに感染して免疫を得ていました。ところが流行がなくなったために、ほとんどの人が麻疹ウイルスに接触しなくなっていたのです。

ほとんどの人は免疫がないだけに、現在は感染が拡大しやすい状況になっています。このため、かつてのはしかは抵抗力の弱い乳幼児がかかるものでしたが、最近では体力のある一〇代、二〇代の患者さんが多数を占めるまでになっています。

いまの日本人は、麻疹ウイルスを持っている人とどこかですれ違っただけで、簡単に感染・発病してしまいかねません。

RSウイルス感染症

RSウイルス感染症は、主に乳幼児がかかる感染症です。呼吸器感染症のひとつで、原因はRSウイルス。感染力が強く、飛沫感染と接触感染をするため、咳をしたり手洗いを怠ると感染させてしまいます。

乳幼児の肺炎の約半数、気管支炎の五〇〜九〇％はRSウイルスによるものとされています。発症すると、高熱、鼻水、咳などの症状が現れ、気管支炎、肺炎、上気道炎などの症状を起こします。治療は、ほとんど対症療法しかありません。通常は一〜二週間で軽くなりますが、新生児や乳幼児は重症化しやすいので要注意です。

特に、生後四週間未満の乳児がRSウイルスに感染すると、発病しているにもかかわらず呼吸器症状を起こさないことが多く、見逃されてしまうことがあります。気づかずにいると、**乳幼児突然死症候群**を発症して突然死することがあるため警戒が必要です。

また、症状が消えてからも、小児の場合は一〜三週間くらいはウイルスを排出し続けます。家族や周囲の人間は感染に注意すべきです。ほとんどの小児は感染を繰り返していて、三歳くらいまでに免疫を獲得しています。

RSウイルス感染症は最近、二〇一二年、一三年と患者数が従来よりも増加しているのが懸念されます。

ウイルス以外でも、細菌が引き起こす感染症で注意することが減っているものもあります。たとえば**結核**(けっかく)です。

結核

結核は**結核菌**が起こします。結核菌は飛沫感染します。つまり、患者さんが咳やくしゃみをする時に飛び散る飛沫に結核菌が存在し、それを吸い込んだ人が感染するのです。発病すると、食欲不振、疲労感、発熱、悪寒(おかん)、体重減少や喀血(かっけつ)などの症状が現れます。致死率は五〜三〇％です。

結核という感染症は、紀元前から存在し、かつては世界中で猛威をふるって「白いペスト」と恐れられていました。

しかし抗生物質が登場して、結核の死者は世界中で激減します。このため、結核の存在はいつしか人々の意識から消えてしまったのです。しかし、結核菌が存在する限り、結核という病気がなくなるわけではありません。人々の注意が薄れるとともに、やはりというべきか、世界中で結核が復活しました。

これが感染症の恐いところです。

現在、エイズの患者さんの最終的な死因の三分の一ほどは、結核が占めているのです。日本でも結核は急増しており、毎年二万人以上の新しい患者さんがみつかっています。

多くの人にとっては意外なことかもしれませんが、世界人口の三分の一が結核菌に感染していると推測されています。その多くは自身の感染に気づいていません。まさに、〝どこにでも存在する〟のが結核菌なのです。

マイコプラズマ肺炎

ほかの病気と間違えられやすい感染症に、マイコプラズマ肺炎があります。二一世紀に入ってからというもの、増加傾向が顕著になっています。

マイコプラズマという細菌が引き起こし、飛沫感染します。症状はかぜに似ていますが、合併症が怖い感染症です。

患者は、子どもを中心に三〇代くらいまでに多く、発症すると高熱に頭痛、体のだるさが襲った後、激しい咳が続きます。しかし、かぜと思われて適切な治療がされないと、子どもは熱があっても元気に遊ぶので、学校や幼稚園などでさらにほかの人に感染させてしまいやすいのです。

知らないうちに学校や会社から菌を家に持って帰ってきて、家庭内感染する危険もあります。そのため、子ども中心の病気のはずなのに、免疫力の低い高齢者の症例も少なくありません。

抗生物質で治療できるのですが、ＣＴスキャンを撮らないとはっきり診断しにくいために喘息（ぜんそく）などほかの病気と誤って診断され、治らないケースもあるようです。見過ごされると合併症を引き起こし、脳炎、髄膜炎（ずいまくえん）、肝障害などで死に至ることさえあります。咳が続いたら、マイコプラズマ肺炎を疑って早めに病院で検査するようにしましょう。

このほか、すでに触れた新型インフルエンザ（54ページ参照）、ＳＡＲＳ（64ページ参照）など、意外なところで空気感染や飛沫感染してしまう危険な病気もたくさん存在します。

つまり、これらはどこで感染するかわからないのです。感染すれば危険が大きいだけに、

「意外だ」などとビックリしてばかりはいられません。それぞれの感染のしかたを頭の片隅に入れておくべきです。

それ以外に、マールブルグ病（46ページ参照）をはじめとして、そもそも感染経路がはっきりとは解明されていない感染症も少なくないことを忘れてはいけません。

第七章　ワクチンやクスリはあなたを守ってくれるか

ワクチンは感染症を追い詰めた

ワクチンというのは、免疫システムを利用した感染症の予防法です。もともと、ある感染症に一度かかって治ると、同じ感染症にはもうかからないことが一八世紀までには経験的に知られていました。こうした「免疫」というメカニズムを人間は生まれつき持っています。免疫というのは、「疫病(えきびょう)を免(まぬが)れる」という意味です。

人間は、外界に存在する病原体などの微生物が体内に侵入してきた時、微生物を体外に排出することで病気にならないようにしています。それが免疫という機能です。

免疫システムは、微生物が侵入すると、その微生物を殺したり体外に排除する抗体(こうたい)と呼ばれる物質をつくります。しかも免疫システムは、微生物を認識し、記憶するのです。

つまり、微生物を自分とは違う異物と認識して抗体に攻撃させるとともに、記憶しておいて二度目に襲ってきた時にはすぐに抗体をつくります。これが、ある感染症に一度かかって治ると、同じ感染症には二度とかからないしくみなのです。

一七九六年にジェンナーは**種痘(しゅとう)**を発見しました。種痘は、**牛痘(ぎゅうとう)ウイルス**を人間に接種して免疫を得ることで**天然痘**（てんねんとう）を予防するワクチンです。

牛痘ウイルスを接種すると、牛痘ウイルスに対する抗体がつくられます。この牛痘ウイルスに対する抗体をつくった免疫システムは、天然痘ウイルスが侵入してきたときに牛痘ウイルスと同種のものと認識し、すぐに同様に抗体をつくって天然痘ウイルスを攻撃するのです。

同様の原理で、いろいろなウイルスに対するワクチンが開発されました。その後、パスツールは**狂犬病**のワクチンをつくりました。また、**ポリオ**に対するワクチンや**日本脳炎**のワクチンなどは、日本でも次々に感染症に対して効果を発揮（はっき）したのです。

狂犬病ワクチンは、人間でなくイヌに接種されます。また、狂犬病に感染した場合の発症抑制にも有効で、日本では狂犬病がほぼ姿を消しました。

一方、日本のポリオ患者は一九六〇年におよそ五六〇〇人もいましたが、同年からスタートしたポリオワクチン接種により、二年後には三〇〇人以下に激減しました。一九八一年以降はポリオの発生がなくなっています。

日本脳炎も、ポリオ同様、ワクチンの開発によって患者数が減少しています。一九五〇年には五〇〇〇人以上だった日本の年間患者数は、一九九二年には四人にまで減りました。世界でも日本でも、ワクチンは多くの感染症の予防にきわめて効果的なことを実証したのです。

ワクチンは効かなくなる

では、人類は感染症に勝利したのかといえば、完全に撲滅(ぼくめつ)してその後まったく姿を現すことがないのは天然痘だけです。撲滅したかに見えた感染症が、時を経て再び流行するようになったケースが多数あることは、**エボラ出血熱**をはじめとして、この本でもたびたび紹介してきたとおりです。

したがって、現在のところ姿を消したかにみえるポリオや日本脳炎にしても、安心できるかどうかは確実ではありません。これまでのところ、人類は油断して簡単に再流行を許すことをたびたび繰り返しています。

油断していなくても、感染症は人間の予防法をあざわらうかのように、意外なところから忍び寄ってきます。ウイルスや細菌など病原体が変異するからです。

鳥インフルエンザが新型インフルエンザになって感染ルートを変えたり、ウイルスの変種をつくって免疫が効かないようになったりするのですが、再び姿を現したとき、たいていの感染症はより強力になっていることが少なくないことも説明したとおりです。

ウイルスは、寄生（きせい）する相手が決まっている、といいました。天然痘の撲滅にだけ成功したのは、天然痘ウイルスが人間にしか感染しなかったからだともいえます。人間さえ天然痘にかからなくなれば、天然痘を撲滅したことになるからです。

仮に天然痘ウイルスが蚊（か）にも寄生するとしたら、人間にワクチンを打っても蚊はウイルスを持ったままです。どこかにウイルスを持った蚊が生息（せいそく）して鳴りを潜（ひそ）めていれば、根絶がむずかしくなります。

さらに、ウイルスは変異することがあります。変異したウイルスが感染ルートを変えてきた場合には、従来は効果があったワクチンも有効でなくなってしまいます。そのうえ、新しく効果的なワクチンを開発するのも困難です。

またワクチンは病原体ですから、ワクチン自体が大きな問題を生じたこともあります。たとえばポリオワクチンです。

日本以外の多くの国では安全性の高い不活性ワクチンが使われているのですが、日本では二〇一二年まで生ワクチンを使い続けていました。しかし、生ワクチンは、接種によってまれにポリオを発病することがあるのです。

一方、不活性ワクチンはポリオ発生の心配がないのですが、高価なため、そのころまでは不活性ワクチンは有料でしか受けられませんでした。無料接種できるのは生ワクチンだけ。このため、ワクチン接種によるポリオの患者さんが発生していたのです。

当時の日本では、発生するポリオは、ほぼワクチン接種が原因のものに限られていました。ワクチンがむしろ病気をもたらしていたわけです。近年の日本のポリオは「医原病」、つまり医療が原因で発生していた問題だったことになります。

日本の厚生労働省が重い腰を上げたのは、二〇一二年九月になってからのことでした。つまり日本では、不活性ワクチンがようやく導入されはじめたばかりなのです。

効かないワクチンが出回ることもあります。ある感染症が大流行すると、ワクチンがすぐには間に合わない間隙を縫って、ほかの感染症のワクチンを使い回したものや、まったくの偽ワクチンがはびこったりするのです。日本ではあまり聞きませんが、海外ではよくあるといいます。これではワクチンが効かないどころか、危険です。

このほか、人間の免疫システム自体がうまく機能しなくなってしまうこともあります。たとえばＨＩＶ感染症です。ＨＩＶは免疫システムを破壊するばかりか、有効なワクチンがつくりにくいウイルスといえます。前にも説明したように、ＨＩＶがすぐに変異し、多くの型が存在するからです。

このように、ワクチンで感染症を防ぐことができるとは、まだ必ずしもいえません。ワクチンが効かないことも少なくないのです。

困難な抗ウイルス剤の開発

一方、感染症を治療するクスリはどうでしょうか。細菌に対しては有効な抗生物質がたくさんありますが、ウイルスを撃退する抗ウイルス剤は、そんなにたくさんはありません。

二〇年ほど前までは、ウイルスをやっつけるようなクスリなどほとんど存在しませんでした。最近では抗ウイルス剤も登場しているものの、細菌に対する抗生物質のような状態ではありません。いちばんの理由は、開発が困難だからです。

病院で処方されたり市販されたりしているかぜ薬は、かぜのウイルスを滅するわけではなく症状を和らげるだけのものでしかありません。細菌は生物だから殺せるのですが、生物でないウイルスを滅するのはむずかしいのです。

「かぜを治すのは寝ているのがいちばん」とか、「かぜの治療薬を開発すればノーベル賞をもらえる」なんていうことも、よくいわれています。それは、ウイルス感染症を治療するのがむずかしいからです。

ウイルスの構造は遺伝子がたんぱく質で包まれている、と説明したことを思い出してください。ということは、ウイルスを撃退するには遺伝子かたんぱく質を攻撃しなくてはなりません。しかし、遺伝子やたんぱく質は人間の細胞にも存在します。このため、人間の細胞を傷つけずにウイルスだけを狙い撃ちするクスリは開発が困難なのです。

こうしたウイルスの性質から、初期の抗ウイルス剤は、ウイルスの増殖を抑えることができるものの、一方で人間の細胞に対しても影響を与えてしまうような副作用のあるものでした。その後、ウイルスだけを標的にして人間の細胞には影響しない抗ウイルス剤が登場し、ヘルペス、ＨＩＶ感染症、帯状疱疹、インフルエンザ、Ｂ型肝炎、Ｃ型肝炎などは抗ウイルス剤を用いた治療が行われています。

しかし、もともと開発がむずかしい性格を持っているだけに、現在の抗ウイルス剤でも副作用を指摘されるものが少なくありません。ウイルスだけでなく、人間をも傷つけやすいわけです。

また、前にも説明したように、耐性ウイルスが誕生しやすいのもネックです。インフルエンザに効くとされていた「タミフル」も、使いすぎのせいか耐性ウイルスがどんどん発生しました。

さらに、抗ウイルス剤の開発が進まないのは、製薬会社が開発に熱心でないからだという指摘もあります。

エイズをはじめとする感染症に苦しんでいる人々よりも、糖尿病、脳卒中、心臓病や精神疾患（しっかん）などの患者のほうが、概（がい）して所得水準が高いからです。お金持ちが買ってくれるクスリのほうが、高値で売ることができます。

より儲（もう）かるクスリのほうが開発意欲が強くなるのは、製薬会社にすれば当然といえば当然のことかもしれません。

抗生物質の効かない耐性菌が登場

細菌をやっつける抗生物質は、たくさん開発されています。抗生物質は、細菌だけを狙い撃ちして人間には影響を与えないクスリです。かつて「魔法の弾丸」といわれたのは、抗生物質の特色をよく表していました。

ところが、二〇世紀後半、抗生物質が効かない耐性菌が登場しました。「細菌は生物」と説明したことを思い出してください。生き延びるために、細菌も必死の努力をした結果、抗生物質があっても生きていけるように遺伝子を変異させたわけです。

たとえば、黄色ブドウ球菌をやっつけるペニシリンに対して、耐性を示す**黄色ブドウ球菌**が登場しました。そこで人類は、耐性菌に対して効果のある別の抗生物質を開発します。こうして、メチシリンが誕生するのですが、その耐性菌がまたすぐに発見されました。

前にも触れた**メチシリン耐性黄色ブドウ球菌**、つまりＭＲＳＡです。ＭＲＳＡは院内感染の原因となって注目され、日本でもよく知られるようになりました。その耐性菌をやっつける抗生物質に対しても、さらに耐性菌が登場しています。

まさにイタチごっこです。こうしたイタチごっこの結果、製薬会社は開発費をかけて抗生物質をつくっても、すぐに耐性菌が出てくるために、抗生物質開発はあまり儲からない、という体験をしました。

そのことが、やはり、あまり儲からない抗ウイルス剤の開発が進まない間接的な原因になっているかもしれません。

一方、抗生物質に打ち克つ耐性菌が登場したからといって、その耐性菌の天下がずっと続くわけでもありません。たとえばＭＲＳＡが増えすぎれば、それはＭＲＳＡにとってはかえって住みにくい環境になっていきます。これは、シマウマにとって天敵のライオンが減るとシマウマは増えるけれども、それでシマウマが増えすぎれば、今度は食料が不足して困窮するのと同じことです。

こうした地球上の生態系バランスの問題と、抗生物質の乱用による院内感染は、驚くほど構造が似ているように私には思えます。地球の環境問題がマクロだとしたら、ミクロの環境問題が耐性菌を次々に登場させるのです。

第八章　感染症はこう防ぐ――「これだけはやっておきたい」意外な予防法

日本を新型ウイルスから守った習慣

多くの感染症はワクチンで予防できるとは限りません。しかも抗ウイルス剤も有効ではないとしたら、いったいどう感染症から身を守ればいいのでしょうか。「これだけはやっておくべきこと」というものがあります。

まずは「うがい、手洗い」です。インフルエンザの季節になると必ずいわれる基本中の基本なので、かえって一般の方は「耳にタコ」になって過小評価しがちな予防法といえるでしょう。

しかし、実は、インフルエンザに限らずほとんどの感染症に対して、予防にはきわめて効果のあるのが「うがい、手洗い」です。二〇〇九年の新型インフルエンザ流行の時に比較的日本の被害が少なかったのも、うがいと手洗いを積極的にすすめたためだと私は考えています。

「うがい、手洗い」は、ウイルスや細菌の侵入をシャットアウトするとともに、病原体の繁殖や拡散を防ぎます。医師や看護師など医療従事者にも徹底が促(うなが)されているくらいに、感染症対策には有効な方法なのです。

ですから、外から自宅に戻ったら必ず、「うがい、手洗い」を生活習慣にすべきでしょう。

しかし、やり方が問題です。みなさん、意外と正しいやり方ができていません。

うがいは、のどのウイルスや細菌、刺激物質やアレルゲンを洗い流して、感染症やアレルギーの発症を遅らせて予防したり、発症してからの症状を和らげる効果があります。感染症の予防のために効果的なうがいは、次のように行います。

まず、うがいをする時、いきなりのどで「ガラガラガラ」としてしまいがちですが、まずは「クチュクチュ」と口の中をすすぐのです。それをいったん吐(は)き出し、あらためて「ガラガラガラ」とうがいをすることで、口の中に存在している菌やウイルスを流し出します。

最初に「クチュクチュうがい」をしないと、口の中に存在している菌やウイルスをのどに届けてしまうかもしれないからです。また、口の中の食べかすなどをすすぐためにも、まずは「クチュクチュうがい」をします。

また、うがいの際、うがい薬を使うのは消毒効果を高める意味がありますが、必ずしもうがい薬が必要というわけではありません。ポイントは、刺激をできるだけ避けるようにすることで、用法・用量どおりに薄めるか、場合によっては水量を増やし、より薄くしてうがいをします。

むしろ問題は、刺激の強すぎるうがい薬が使用されることにあります。

ヨウ素系のうがい薬は強い殺菌効果があって、独特の刺激感を持っています。濃度が高いほうが、より消毒効果があると誤解したり、成分の与えるのどへの刺激を効き目であるかのように思い込んだりして、濃いものでうがいをする人がいますが、それだと組織を傷める可能性もあります。

特に、のどなどに炎症を起こしてからうがいする場合、赤く腫(は)れてヒリヒリ痛い状態なら刺激はないほうがよいといえます。すでにウイルスは組織内に侵入してしまっているので、うがい薬でのどの表面を殺菌してもあまり意味はありません。お湯や水でうがいすればよく、うがい薬を使用するメリットはないのです。

炎症がない時でも、うがい薬なしで水でもお湯でも構いません。とにかく自分で刺激を感じないもので、うがいを嫌がらずに実行して、病原体を洗い流して侵入を防ぐことが大切なのです。

もし、「イソジン」などヨウ素系のうがい薬で刺激を感じるようなら、「アズノール」などの刺激の少ないアズレン系のうがい薬もあります。成分のアズレンスルホン酸ナトリウム水和物は殺菌作用がなく、炎症を抑えてウイルスへの抵抗力を高める効果があります。あるいは、紅茶、ほうじ茶などでうがいするのもいいでしょう。

「うがい、手洗い」の驚異の効果

では、手洗いはどうでしょうか。うがい以上に「正しい洗い方」がされていません。いい加減な洗い方で汚れを残したり、逆に洗いすぎて常在菌を減らしたりしています。

常在菌は、ウイルスや細菌の侵入から体を守ってくれるバリア機能の役割をしています。過剰な回数の手洗いや殺菌は常在菌の機能を低下させ、感染の原因になってしまうこともあるのです。

洗い方で多いのは、せっけんの泡を手のひらや手の甲に行き渡らせたら洗い流して終わり、といったやり方です。時計やアクセサリーを付けたまま、なんていう人もいます。しかし、こんな方法では、指先や指の間、手首などに汚れが残ってしまいます。

正しい手洗いは、まず流水で手を濡らしてから、せっけんやハンドソープをしっかり泡立て、手のひらと甲を洗います。また、指の間は手を組むようにして、こすり合わせるようにして洗い、指先や爪の間は、手のひらの上で指先をこすりつけて洗うのです。

また親指は、反対の手で包んでねじるように洗います。手首も同様に、反対の手でねじるように洗い、それぞれの動作を五回ほど繰り返して両手を洗ったうえで、せっけんの泡を流水で洗い流すのです。正しい手洗いをきちんとやれば、全部で三〇秒以上はかかります。

手をふくのも、必ず清潔な乾いたタオルでふきます。湿ったタオルは、雑菌やウイルスが増殖しやすいからです。家族で共有するタオルなどは、こまめに交換しなくてはいけません。

ユニセフ（国際連合児童基金）によれば、不衛生な環境や生活習慣を強いられたために下痢や肺炎で命を失う子どもが年間一七〇万人いるうち、正しく手を洗うことで一〇〇万人の命を救えるそうです。それくらい、正しい手洗いには威力があります。

ただし、ひんぱんに洗いすぎると手の常在菌を洗い流してしまうことがあるのは前述のとおりです。外出から帰ってきた時やトイレの後など、適切なタイミングで手洗いをするといいでしょう。

ところでマスクは、「うがい、手洗い」と並んでインフルエンザ対策では推奨（すいしょう）されています。ただし、細菌やウイルスのシャットアウト効果は期待されているほどではありません。細菌やウイルスはマスクを通り抜けてしまうこともあるからです。むしろ、ウイルスの付着した手で口や鼻を触るのを防いだり、のどを保湿・保温したりするのが感染症の予防効果といえます。

マスクは、しないよりは効果がありますが、もっといい方法があまり知られていません。実は「うがい、手洗い」と同等以上に効果がある予防法は、「鼻を洗うこと」なのです。

「鼻洗い（鼻洗）」のすすめ

鼻腔（びこう）内を水で洗い流す鼻洗いは、鼻洗（びせん）ともいわれます。日本では一般的な習慣ではありませんが、アメリカやカナダなど多くの国では一般的に行われています。日本でも、テレビでヨーグルトのコマーシャルに取り上げられたためか、感度の高い女性の間では花粉症対策などとして静かなブームになっているようです。

日本でも、インフルエンザの検査は、のどよりむしろ鼻の粘膜（ねんまく）を検査します。ウイルスなどは鼻から侵入するほうが多いからです。つまり、うがいより鼻洗いのほうがウイルス防止効果はあるともいえます。

こうした鼻腔内のウイルスや細菌、異物を洗い流して、感染症やアレルギーなどを予防し、症状を和らげるのが鼻洗いの効果です。特に中高年の場合は、分泌が低下して鼻腔が乾燥しやすいので効果が高く、インフルエンザなどの感染症のほか、かぜ、アレルギー性鼻炎、花粉症、副鼻腔炎（ちくのう症）などの改善に効果があるとされます。このためアメリカやカナダでは、鼻洗浄は治療ガイドラインに含まれているほどです。

鼻洗浄のやり方は、簡単な方法ならば、手のひらに水をためて鼻ですすって、そのまま鼻から水を出すだけでいいのですが、専用の鼻洗浄器も薬局・ドラッグストアなどで販売されています。市販の鼻洗浄器は注入式など種々のタイプがあり、専用の洗浄薬剤や生理食塩水を利用するものが多くなっています。

ただし、必ずしも薬や食塩水でなくてはいけないわけではなく、水でもＯＫです。快適に感じる温度（ぬるま湯程度）がいいでしょう。

簡単で、家庭でもすぐにできるほか、耳鼻咽喉科では必要な患者さんに実施しているところがあります。

耳鼻咽喉科では、かぜやインフルエンザなどの予防といえば必ず「うがい、手洗い、鼻洗い」の三つを推奨していることからも、効果のあることがわかります。

ペット、生食、性生活に要注意

感染症を防ぐためにやっておくべきことの「うがい、手洗い、鼻洗い」と並んで、注意すべきなのは「ペット、生食、性生活」と覚えておきましょう。

ペットは、狂犬病などのようにペット自身が病原体を媒介したり、自身は媒介しなくてもダニなどの媒介生物を持っていることがあります。嚙まれたり引っ搔かれたりしなくても、接触しただけで感染の可能性があるのです。

特に、日本国内では安全とされている動物でも、海外では病原体を持っているケースもあります。たとえば、日本のイヌは狂犬病ウイルスを持っていませんが、海外のイヌは必ずしも安全とは限りません。ウサギ、リス、小鳥など、ほかの種類のペットでも同様です。

したがって、海外から輸入されたペット、特に正規のルートで輸入されたとは限らないものなどは非常に危険です。もちろん、海外旅行で野生動物に触れたりするのも危険が伴います。

生食は、日本人が大好きな食べ方です。しかし、カキなど貝類、ブタなど動物の生肉をはじめ、病原体を持っている食べ物がたくさんあります。また、調理する衛生環境によっては、どんな食材でも感染症を媒介する危険があるのです。特に海外旅行の際などには、食べ物だけでなく、飲み水や氷などまで注意しないと、単に食中毒だけでなく重篤(じゅうとく)な感染症にかかる危険性があります。

ところで、高校三年生の性体験率は、どのくらいだと思いますか。東京都幼・小・中・高心障性教育研究会の二〇〇二年の調査結果があります。それによると、セックス経験のある高校三年女子は全体の四六%で、一二年前の調査の一七%から三倍に増えていたそうです。その後の調査では、三〇%以下に減少したデータもありますが、いずれにしても若い世代の性に対する感覚は急速に変わり、オープンに、奔放(ほんぽう)になっているようです。

しかし、それに伴って感染症の危険が増すことはあまり知られていません。そのため、若い世代にセックスが原因の子宮頸がん、性器クラミジアなどの感染症が急増しています。

若い世代だけでなく、年齢を問わず性生活と感染症は大いに関連があります。もちろんセックスが原因の感染症といえば、ＨＩＶが引き起こすエイズが怖いのですが、それだけではありません。特に、セックスの相手が不特定多数の場合は感染の危険が増します。また、海外旅行の際に危険度が増すことは、ペットや生食とも共通する点です。

感染や免疫の有無を調べる重要性

感染症の多くは、感染したからといって必ず発病するわけではありません。感染しても何の症状もないこともあるのが感染症の特色です。

このため、自分では気がつかないうちに感染し、病原体を持っていることも少なくありません。その点は、ぜひ知っておくといいでしょう。

疑わしい感染症に対して自分がすでに感染しているか、免疫はあるのかを検査することが、多くの場合は可能です。インフルエンザの項で説明したように、短時間で簡単に結果が判明するものも少なくありません。

たとえば麻疹であれば、自分がワクチンを打ったことがあるのか、あるいは麻疹にかかったことがあるのか確認しましょう。それもせずに、ワクチン接種を闇雲にすべきではありません。

こうした情報を得ることができるのが、「母子手帳」です。母子手帳は母親にとって大切なものですが、実は、子ども自身の重要な健康情報が掲載されています。タンスの奥にしまい込んでいることが多いのですが、自分できちんと管理することをおすすめします。

母子手帳が見当たらないとか紛失してしまったという方は、病院で免疫があるのかどうかを検査できます。知人のテレビキャスターも、先日ある番組がスタートし、「毎日の番組なので休むわけにはいかない」ということで血液検査を受けたそうです。その結果、麻疹の免疫が失われていたことがわかり、ワクチン接種を受けたとのことでした。さすが一流のキャスターだと感心したのですが、要は、自分のことをきちんと知っておくべきだということです。

B型肝炎ウイルスとC型肝炎ウイルスも、病院で血液検査をすれば、キャリアであるかないかはすぐにわかります。C型肝炎ウイルスは無料検査を自治体がやってくれるところもあります。結果が陰性なら、肝硬変や肝臓がんの心配なくお酒が飲めるのですから、酒飲みにはうれしい検査かもしれません。

感染症は、自分が感染していることを知らずに病原体を撒き散らすことが感染拡大の大きな原因になっています。インフルエンザの場合も、初期に医療機関で検査すれば感染が判明するのに病院には行かず、その代わりに学校や会社に行って流行を助長してしまう人が多いのです。

検査するのは感染拡大の予防になりますが、なにより自分のためです。見知らぬウイルスに襲われたのに「かぜを引いたから様子を見よう」などといっていると命取りになるのが、いまの新しい感染症なのです。情報感度を高め、思い当たることがあれば医療機関にすぐに行く必要があります。

また風疹などの感染症では、免疫の有無を調べておくと家庭内感染にも対処するきっかけとなります。自分の子どもや配偶者のために、感染や免疫の有無を調べてはいかがでしょうか。

蚊を撲滅しても別種の蚊が？

一方で懸念されるのが、病原体を媒介する生物への対策です。特に最近は、デング熱などで注目された蚊が目の敵にされています。

蚊の撃退法が話題になる時に、関連してよく取り上げられるのが東京ディズニーリゾートです。広い園内には水も植物も多いのに、ほとんど蚊がいないので感染症対策のヒントになるのでは、とマスコミに報道されていました。

ディズニーリゾートの広報担当者によれば、敷地内の水処理施設で特殊技術によって水を浄化しているため害虫等の発生が抑えられているそうです。一部では、蚊の嫌う高周波を流しているという噂もあったようですが、これはデマのようです。そもそも高周波には虫除け効果はありません。

このほか、いくつかマスコミで報じられたのが蚊を撲滅する方法です。しかし、多くは近視眼的な対策で、正しい、科学的な知識に裏付けられていないものも少なくありません。やたらと蚊を殺す殺虫剤を散布して、蚊の天敵であるクモやトンボまで殺してしまったりするのが一例です。

蚊だけを殺す方法なら問題はないかといえば、そうではありません。たとえば、デング熱を媒介するヒトスジシマカを撲滅するため、イギリスのある会社は、成長しない蚊をメスに産ませるオスの蚊を遺伝子操作によってつくりだしたそうです。この操作をした蚊を放つことで、世代を経るつど蚊が死滅するとされています。

しかし、もしある種の蚊がいなくなれば、ウイルスは別の蚊に媒介されるように姿を変えることは本書で説明したとおりです。また、仮に蚊を撲滅したりすれば、生態系のバランスが狂ってしまいます。そうすれば、蚊以外の別の生物が別の病原体をもたらすことになります。ネコが減ればネズミが増えるのです。今度は、別の感染症が新たに猛威をふるうようになることでしょう。

私は、感染症研究に長年携（たずさ）わる中で、ウイルスや細菌は、追い払ったり撲滅しようとしたりするのは意味がないと感じるようになりました。それでは、いずれまた姿を現すか、変異して再登場するかのどちらかだからです。

しかも、そういった経験を人類は何度もしているにもかかわらず、同じような場当たり的な対処法を繰り返しています。つまり、蚊を追い払ったり、撲滅するだけではダメなのです。

感染症と共生する

では、どうするべきなのか。もちろん、蚊に刺されないよう注意することも必要ですが、もっと大切なことがあります。人間は、感染症の病原体と〝共生〟していくことを考えるべきです。

もともと地球上では、人間も動植物、微生物も共生していく必要があります。人類はいまも森林を伐採(ばっさい)して砂漠を増やし続けています。自然を破壊し、人工的な建設物をつくり続けています。

熱帯雨林が減少すれば、小動物は生息できません。小動物に感染していたウイルスは、やむなく居場所を変えます。熱帯雨林の小動物ではなく、都会の動物や人間に棲処(すみか)を変えざるをえなくなるでしょう。

ウイルスは新しい寄生先(きせい)に対して襲いかかるのですが、それを人間から見ると、〝殺人ウイルス〟になる、というわけです。そうしたウイルスや細菌など感染症の病原体の性質を、人間はもっとよく知らなければいけません。

また、できればウイルスや細菌のほうも人間に対して牙をむかずに共生が可能な種が多くなってほしいものです。

それはムリなことではありません。たとえば、オオカミは人間に牙をむきましたが、イヌは人間と仲良く共生しています。

細菌は、お酒やヨーグルトなどの発酵で人間に貢献するものも存在します。腐敗も発酵も細菌が起こすのですが、人間に役立つか役立たないかで区別されているだけです。ウイルスでさえ、遺伝子治療の場では遺伝子を運ぶために利用され、人間の役に立つものがあります。

遺伝子操作の興味深い例があります。ブラジルのある研究所では、体内でデングウイルスを増殖しない蚊をつくったそうです。この蚊がデングウイルスを持った蚊と交配しても、生まれた子どもはデングウイルスの免疫を持つので人間に対して感染源にはならない、といいます。こうした方向の遺伝子操作であれば、人間との共生に効果的かもしれません。

体力と免疫力を付ける

人間のほうも、多少のウイルスや細菌が周囲に存在していても一緒に生きていけるようになる必要があります。

そのために、人間はなにをすべきでしょうか。ウイルスや細菌を遠ざけたり排除したりしなくても共存していけるようになるためには、体力や免疫力が必要です。

何度も繰り返しますが、感染症は、病原体に感染すれば必ず発病するとは限りません。たとえばインフルエンザウイルスに感染しても、五人に四人は発病しないことを思い出してください。体力や免疫力を維持している人は、発病することが少ないのです。

体力や免疫力というのは、誰でも同じやり方で鍛えることができるわけではありません。体質や遺伝的要因、免疫機能、栄養状態、体調などによって、さまざまです。

大切なのは、あなたにとって適切な食生活や運動などの生活習慣です。それによって体力・免疫力を保てば、仮に病原体がたくさん存在して万一感染したとしても、病気にならずに済みます。そうすると、かえってその感染症に対する免疫を得ることができることにもなるわけです。

正しく科学的な生活習慣は、人間が感染症と共生するための有効な方法といえます。

編集協力：野田利樹

中原英臣

1945年、東京都に生まれる。医学博士。新渡戸文化短期大学学長。東京慈恵会医科大学卒業後、米セントルイスのワシントン大学でバイオ研究に取り組む。専門は感染症学、公衆衛生、遺伝子研究。ニューヨーク科学アカデミー会員。テレビ番組でのコメンテーターも務める。
著書には『ウイルス感染から身を守る方法』(河出書房新社)、共著書には『人とウイルス果てしなき攻防』(NTT出版)、『ウイルス進化論』(ハヤカワ文庫NF)などがある。

講談社＋α新書 608-2 B

感染症パニック

中原英臣 ©Hideomi Nakahara 2014

2014年12月22日第1刷発行
2020年 6 月 1 日第3刷発行

発行者———— 渡瀬昌彦

発行所———— 株式会社 講談社
東京都文京区音羽2-12-21 〒112-8001
電話 編集(03)5395-3522
販売(03)5395-4415
業務(03)5395-3615

写真提供———— Katherine Mueller/IFRC/EyePress/Newscom/アフロ

デザイン———— 鈴木成一デザイン室

カバー印刷———— 共同印刷株式会社

印刷———— 株式会社新藤慶昌堂

製本———— 株式会社国宝社

本文データ制作—— 講談社デジタル製作

ISBN978-4-06-272881-2

講談社+α新書

毒蝮流！ ことばで介護
毒蝮三太夫
「おいババア、生きてるか」毒舌を吐きながらも喜ばれる、マムシ流高齢者との触れ合い術
840円 655-1 A

ジパングの海 資源大国ニッポンへの道
横瀬久芳
日本の海の広さは世界6位――その海底に約200兆円もの鉱物資源が埋蔵されている可能性が!?
880円 656-1 C

「骨ストレッチ」ランニング 心地よく速く走る骨の使い方
松村卓
骨を正しく使うと筋肉は勝手にパワーを発揮!! 誰でも高橋尚子や桐生祥秀になれる秘密の全て
840円 657-1 B

「うちの新人」を最速で「一人前」にする技術 美容業界の人材育成に学ぶ
野嶋朗
へこむ、拗ねる、すぐ辞める「ゆとり世代」をいかに即戦力に!? お嘆きの部課長、先輩社員必読！
840円 658-1 C

40代からの 退化させない肉体 進化する精神
山﨑武司
努力したから必ず成功するわけではない――高齢スラッガーがはじめて明かす心と体と思考！
840円 659-1 B

ツイッターとフェイスブック そしてホリエモンの時代は終わった
梅崎健理
流行語大賞「なう」受賞者―コンピュータは街の中で「紙」になる、ニューアナログの時代に
840円 660-1 C

医療詐欺 「先端医療」と「新薬」は、まず疑うのが正しい
上昌広
先端医療の捏造、新薬をめぐる不正と腐敗。崩壊寸前の日本の医療を救う、覚悟の内部告発！
840円 661-1 B

長生きは「唾液」で決まる！ 「口」ストレッチで全身が健康になる
植田耕一郎
歯から健康は作られ、口から健康は崩れる。その要となるのは、なんと「唾液」だった!?
800円 662-1 B

マッサン流「大人酒の目利き」 「日本ウイスキーの父」竹鶴政孝に学ぶ11の流儀
野田浩史
朝ドラのモデルになり、「日本人魂」で酒の流儀を磨きあげた男の一生を名バーテンダーが解説
840円 663-1 D

63歳で健康な人は、なぜ100歳まで元気なのか 人生に4回ある「新厄年」のサイエンス
板倉弘重
75万人のデータが証明!! 4つの「新厄年」に人生と寿命が決まる！ 120歳まで寿命は延びる
880円 664-1 B

預金バカ 賢い人は銀行預金をやめている
中野晴啓
低コスト、積み立て、国際分散、長期投資で年金不信時代に安心を作ると話題の社長が教示!!
840円 665-1 C

表示価格はすべて本体価格（税別）です。本体価格は変更することがあります